生活方式重塑

——南加州大学健康老年人干预研究

（第2版）

U0196557

Lifestyle Redesign®：The Intervention Tested in the USC Well Elderly Studies

（2nd edition）

原　著　Florence A. Clark, PhD, OTR/L, FAOTA

Jeanine Blanchard, PhD, OTR/L　Alix Sleight, OTD, OTR/L

Alison Cogan, MA, OTR/L　Lucía Floríndez, MA

Sarah Gleason, BA　Rebecca Heymann, BA, OTS

Valerie Hill, PhD, OTR/L　Alexis Holden, MA, OTR/L

Molly Murphy, BA, OTS　Rachel Proffitt, OTD, OTR/L

Stacey Schepens Niemiec, PhD, OTR/L　Cheryl Vigen, PhD

主　译　周谋望　王宁华　杨延砚

主　审　潘璦琬

副主译　李　涛　王　翠

译　者　（按姓氏汉语拼音排序）

公　晨　谷　莉　李　涛　李文竹　刘超然　刘京宇　刘小燮

刘奕君　罗　春　祁文静　钱李果　茹子逍　王　翠　王　慧

王宁华　王荣丽　邢华医　杨璐铭　杨延砚　姚卜文　张　凯

张　娜　张元鸣飞　张之良　赵思淇　周谋望　周兆雯

北京大学医学出版社

SHENGHUO FANGSHI CHONGSU——NANJIAZHOU DAXUE JIANKANG LAONIANREN GANYU YANJIU（DI 2 BAN）

图书在版编目（CIP）数据

生活方式重塑：南加州大学健康老年人干预研究：第 2 版 /（美）弗洛伦斯·A. 克拉克（Florence A. Clark）等原著；周谋望，王宁华，杨延砚主译 . —北京：北京大学医学出版社，2023.6
书名原文：Lifestyle Redesign®：The Intervention Tested in the USC Well Elderly Studies，2nd Edition
ISBN 978-7-5659-2486-6

Ⅰ . ①生… Ⅱ . ①弗… ②周… ③王… ④杨… Ⅲ . ①老年人 - 生活方式 - 关系 - 健康 - 研究 Ⅳ . ① R161.7

中国版本图书馆 CIP 数据核字（2021）第 168238 号

北京市版权局著作权合同登记号：图字：01-2018-4382

The original English language work:

Lifestyle Redesign®：The Intervention Tested in the USC Well Elderly Studies，2nd Edition 978-1-56900-359-6，

Copyright © 2015 University of Southern California.

Simplified Chinese translation Copyright © 2023 by Peking University Medical Press.
All Rights Reserved.

生活方式重塑——南加州大学健康老年人干预研究（第 2 版）

主　　译：周谋望　王宁华　杨延砚
出版发行：北京大学医学出版社
地　　址：（100191）北京市海淀区学院路 38 号　北京大学医学部院内
电　　话：发行部 010-82802230；图书邮购 010-82802495
网　　址：http://www.pumpress.com.cn
E-mail：booksale@bjmu.edu.cn
印　　刷：北京瑞达方舟印务有限公司
经　　销：新华书店
责任编辑：刘　燕　　责任校对：靳新强　　责任印制：李　啸
开　　本：889 mm×1194 mm　1/16　印张：11　字数：330 千字
版　　次：2023 年 6 月第 1 版　2023 年 6 月第 1 次印刷
书　　号：ISBN 978-7-5659-2486-6
定　　价：80.00 元
版权所有，违者必究
（凡属质量问题请与本社发行部联系退换）

译者前言

2016 年 10 月 17 日，北京大学医学部与美国南加州大学（University of Southern California，USC）签署了为期 8 年的作业治疗（Occupational Therapy，OT）教育合作协议。北京大学康复医学团队与南加州大学陈曾熙夫人作业科学与作业治疗学部（USC Mrs. T. H. Chan Division of Occupational Science and Occupational Therapy，简称南加州大学陈学部）的教授、老师们展开了密切的交流与合作，确立了两校合作办学的作业治疗专业硕士学位（Master of Occupational Therapy，MOT）及作业治疗专业博士学位（Doctor of Occupational Therapy，OTD）。这些交流与合作不断加深了我们对作业治疗的理解。作业治疗的人本精神和功能导向理念充分体现了康复医学的核心。

《生活方式重塑——南加州大学健康老年人干预研究》一书由南加州大学陈学部前任主任 Florence A. Clark 教授领衔编写，北京大学康复医学及康复治疗学团队翻译。翻译团队包括了北京大学第一医院及北京大学第三医院康复医学科的医师及治疗师。

本书不仅是南加州大学陈学部"健康老年人研究"的总结与创新，从中我们还可以更加深刻地理解作业治疗的定义及内涵。"生活方式重塑"业已成为南加州大学陈学部研究生教育的一门重要和新颖的课程，从中我们可以学习南加州大学如何开展作业治疗的课程教育及临床实践，对于我们开展康复医学及康复治疗学课程教育及临床治疗都有非常好的借鉴作用。

我们一直以"信、达、雅"作为团队翻译工作的最高准则与要求，但是由于我们的水平及时间所限，难免存在瑕疵，万望读者批评指正。

周谋望　王宁华　杨延砚

2021 年 3 月 15 日于北京

致 谢

感谢所有参加南加州大学生活方式重塑方案并分享了其专业知识和创造力的作业治疗师——Laura Caron-Parker、Shan-Pin Fanchiang、Pei-Fen Chang、Laurie Eallonardo、Gitu Bhavnani、Patricia Gonzalez、Karen McNulty、Aishah Muhammad-Flissinger 和 Joan Vartanian。同样感谢为南加州大学健康老年人研究小组做出贡献的其他成员：Michael Carlson、Stanley P. Azen、Loren G. Lipson、Joel W. Hay、Barbara Cherry、Karen Josephson、Chih-Ping Chou、Maryalice Jordan-Marsh、Bob G. Knight、Douglas A. Granger、Rand R. Wilcox、Mei Ying Lai、Brett White、Todd Forman、Claudia Lam、Abbey Marterella 以及所有的南加州大学第三项健康老年人研究团队。如果没有他们的努力，可能就不能获得生活方式重塑有效性的证据。最后，我们要感谢 Paul Bailey、Maggie King、Jenny Martinez、Bari Turetzky 和 Victoria Wong 在本书编辑方面的支持。

第一项南加州大学健康老年人研究获得了美国国家老龄化研究所（National Institute on Aging）、美国国家医疗康复研究中心（National Center for Medical Rehabilitation Research）（R01 AG11810）、卫生保健政策和研究机构（Agency for Health Care Policy and Research）、美国作业治疗基金会南加州大学作业研究中心（American Occupational Therapy Foundation Center at USC for Occupation and Its Relations to Adaptation）、RGK 基金会（RGK Foundation）、Lumex 公司以及 Smith 和 Nephew Roylan 公司的资助。第二项南加州大学健康老年人研究由美国国立卫生研究院（National Institutes of Health）资助（R01 AG021108）。

将本书献给所有生活方式重塑®方案的参与者

原著前言

欢迎阅读《生活方式重塑》。本书将一步一步地引导您如何实施作业治疗干预。南加州大学健康老年人研究方案已证实了该方案的有效性。从 1994 年到 2010 年，这些随机对照试验研究表明，预防性作业治疗可以高性价地提高老年人与健康相关的生活质量。无论您是一位经验丰富的作业治疗师，还是初入作业治疗的工作人员或者学生，我们都希望这本书可以激励和启发您的客户治疗工作。

生活方式重塑方案于 20 世纪 90 年代初在南加州大学创建，它是一种作业治疗干预方法。它的总体目标是使患者和客户能够将可持续的、个人满意的、促进健康的活动融入日常生活中。本书第一部分阐述了生活方式重塑的哲学理念，并描述了健康老年人研究方案。此外，这一部分还详细阐述了南加州大学健康老年人研究方案的理论基础、方法和成果。

第二部分提供了治疗案例模块，可以指导小组和个体的治疗干预。这些模块包括重要的背景信息、小组讨论、建议的活动、指导讲义和一些其他资源。虽然治疗模块主要是根据老年人的情况设计的，但它们也适用于不同的执业环境（如社区中心、医院和专业护理机构）以及更广泛的患者和客户群体（如慢性病患者、损伤或疾病恢复期患者以及精神疾病患者）。总之，对于那些希望帮助客户在整个生命周期中获得生命力和满足感、降低慢性疾病和功能残障风险的从业者，这些模块都将十分有用。

南加州大学的目标之一就是鼓励创新，及时而开放地传播思想和发明。根据加利福尼亚州和联邦法律，南加州大学成员在其职务范围内的创作或发明，其知识产权均属大学所有。对于本手册所包含的治疗模块，您可以进行复制供个人或者患者 / 客户使用。当您复制治疗模块时，不得更改资料内容，且其所包含的版权声明需体现在每一页文件的底部。有关授权许可事项，请直接联系：lifestyle.redesign@chan.usc.edu，或者 323-442-2850。

我们希望您喜欢学习生活方式重塑干预的基础理念和所采用的成就其有效性的方法。我们还希望在掌握了本书的内容后，您能够创造性地将其应用到对患者的治疗中，从而对提升他们的健康和幸福产生积极的影响。

——南加州大学健康老年人生活方式重塑研究
手册开发团队
2014 年

原著者名单

Authors of First Edition

Deborah R. Mandel, OTD, OTR/L
Jeanne M. Jackson, PhD, OTR, FAOTA
Ruth Zemke, PhD, OTR, FAOTA
Laurie Eallonardo, MA, OTR/L
Florence A. Clark, PhD, OTR/L, FAOTA

Authors of Revised Edition

Florence A. Clark, PhD, OTR/L, FAOTA
Associate Dean, Chair and Mrs. T. H. Chan Professor
    of Occupational Science and Occupational Therapy
USC Mrs. T. H. Chan Division of Occupational Sci-
    ence and Occupational Therapy
University of Southern California
Los Angeles

Jeanine Blanchard, PhD, OTR/L
Project Coordinator
USC Mrs. T. H. Chan Division of Occupational Science
    and Occupational Therapy
University of Southern California
Los Angeles

Alix Sleight, OTD, OTR/L
PhD Student and Research Assistant
USC Mrs. T. H. Chan Division of Occupational Science
    and Occupational Therapy
University of Southern California
Los Angeles

Alison Cogan, MA, OTR/L
PhD Student and Research Assistant
USC Mrs. T. H. Chan Division of Occupational Science
    and Occupational Therapy
University of Southern California
Los Angeles

Lucía Floríndez, MA
PhD Student and Research Assistant
USC Mrs. T. H. Chan Division of Occupational Science
    and Occupational Therapy
University of Southern California
Los Angeles

Sarah Gleason, BA
Technical Grant Writer
USC Mrs. T. H. Chan Division of Occupational Science
    and Occupational Therapy
University of Southern California
Los Angeles

Rebecca Heymann, BA, OTS
Research Assistant
USC Mrs. T. H. Chan Division of Occupational Science
    and Occupational Therapy
University of Southern California
Los Angeles

Valerie Hill, PhD, OTR/L
Postdoctoral Fellow
USC Mrs. T. H. Chan Division of Occupational Science
    and Occupational Therapy
University of Southern California
Los Angeles

Alexis Holden, MA, OTR/L
NAPA Center
Los Angeles

Molly Murphy, BA, OTS
Research Assistant
USC Mrs. T. H. Chan Division of Occupational Science
    and Occupational Therapy
University of Southern California
Los Angeles

Rachel Proffitt, OTD, OTR/L
Assistant Professor of Clinical Occupational Therapy
USC Mrs. T. H. Chan Division of Occupational Science
    and Occupational Therapy
Institute for Creative Technologies
University of Southern California
Los Angeles

Stacey Schepens Niemiec, PhD, OTR/L
Research Assistant Professor
USC Mrs. T. H. Chan Division of Occupational Science
    and Occupational Therapy
University of Southern California
Los Angeles

Cheryl Vigen, PhD
Research Assistant Professor
USC Mrs. T. H. Chan Division of Occupational Science
    and Occupational Therapy
University of Southern California
Los Angeles

目　录

第一部分

生活方式重塑设计方法的证据

王　翠 译　王宁华 审校

南加州大学（University of Southern California，USC）健康老年人临床试验的设计灵感源自一个简单的问题：如何使老年人安度晚年？在探讨这个问题的过程中，研究小组对作业治疗预防性干预是否能够提高老年人健康相关的生活质量产生了兴趣。

从1994年到2010年，USC健康老年人临床试验包含两项研究，即作业治疗对老年人健康和老年人幸福影响的研究。这些研究主要使用了称为生活方式重塑®的干预方法。这种方法专注于每个受试者的个体挑战、优势和目标，使个体满足和促进健康的活动融入日常生活中。

第一项USC健康老年人临床试验的设计，特别是作业治疗方案，是通过若干个初步研究构建起来的。这些预试验提供了参与首项试验的老年人普适性以及地域性的研究视角。此外，主要研究者在研发作业自我分析过程中的经验以及随着时间的推移获得的成功，为生活方式重塑方案的设计提供了依据。该方案可以而且必须根据当地需求评估的结果进行调整。

第一项 USC 健康老年人临床试验

第一项USC健康老年人临床试验验证了作业治疗预防性干预对健康老年人的影响（Clark等，1997）。在9个月的研究中，受试者被随机分配到作业治疗干预组即生活方式重塑方案组、社会活动对照组或无干预对照组。与对照组相比，生活方式重塑组的受试者在健康相关的生活质量和生活满意度方面均可维持或者得到改善。另外，这些变化是受试者主动参与生活方式重塑方案的结果，并非单纯地投入到活动中。

这个生活方式重塑方案是有治疗作用的。它可以为独立生活的老年人提供工具，分析他们在进行作业活动中获得的健康益处。这些工具可以让他们理解以及改变日常活动的方式，从而优化功能和幸福感。随着时间的推移，通过经验、试错、冒险、习惯和常规的形成以及作业治疗师的指导，受试者学会使用这些工具。

第一项USC健康老年人研究（USC Well Elderly Study）也科学地证明了认识和采纳有意义及促进健康的日常生活习惯可以有效地减缓与增龄相关的衰退。在临床场所，记录老年人活动和日常生活的持续变化是较为困难的。治疗师只是代表性地评估作业治疗技术或作业治疗的结果，这些仅呈现了作业治疗师训练的一部分。

生活方式重塑方案的发展

图1.1.描述了第一项USC健康老年人研究中发展作业治疗方案的复杂过程，最后成为了生活方式重塑方案。各类概念化的路径共同决定了干预方案内容，包括初步研究、USC本科作业治疗课程中进行言语的开发和测试、需求评估和Meta分析。我们希望藉由呈现这项研究的历史进展，让读者充分了解这项干预方案发展过程的复杂性。

在实施第一项健康老年人研究之前

在实施第一项USC健康老年人研究之前，采用一些研究方法便于更广泛地理解老化、适应和作

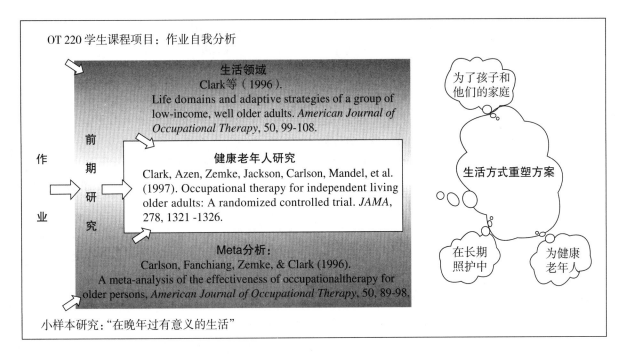

图 1.1. 第一项 USC 健康老年人研究受试者生活方式重塑方案的开发

业自我分析的过程。首先，实施的一项预实验研究（Jackson，1996）揭示了老年人如何创造意义。其次，健康老年人研究中的某些内容被整合于 USC 本科作业治疗课程中，并进行了测试。最后，额外增加两项初步需求评估提供了更多的关于将来受试者的信息。一项 Meta 分析表明，对老年人进行作业治疗有效性的研究可能会产生积极的结果。

与此同时，作为主要研究者，Florence Clark 通过她与脑卒中患者 Penny Richardson 的人类种族的研究工作（Clark，1993；Clark，Ennevor，Richardson，1996），发展出了作业故事讲述和作业故事创作的核心概念（将在第二章"生活方式重塑方案：基础概念"中进一步概述）。

这些前期研究都有助于 USC 健康老年人研究干预方案。这些方案又为生活方式重塑方案提供了框架。

第一项初步研究

第一步是一项题为"在晚年过有意义的生活"的初步研究（Jackson，1996）。这是由 Jeanne Jackson 在 1992 年完成的，那时 USC 健康老年人研究的项目负责人 Florence Clark 开始考虑对老年人进行一项大

规模的作业治疗预防性干预研究。Jackson 初步研究的目的是识别居住在社区的残疾老年人所采取的适应性策略。研究对象为一组榜样式人物或者在社区中成功生活的老年人。研究结果表明，维持有意义的生活需要以下条件：

- 从事有意义的作业；
- 在选定作业活动中的运动控制；
- 抓住机会承担风险；
- 改变环境，以提高作业的可及性；
- 维持社会关系和社交网络；
- 维持作业时间节奏。

在 Jackson 的研究之后，第一项健康老年人研究小组将注意力转移到一些更广泛的问题，包括老龄化和适应性问题。我们尤其关注这些年龄较大的受访者寻求挑战的方式以及他们可能经历的具有挑战的活动。例如，一个受访者在 Toastmasters 俱乐部（为教公众演讲的非营利性教育机构）是相当有挑战性的活动。这种需求并非基于日常活动的挑战，但也时常潜藏在日常生活习惯的整体模式中。简单地说，受访者渴望间歇性或偶尔的兴奋。

我们注意到老年人如何根据这些作业在他们生活

中的意义来解释他们目前的日常作业活动。此外，初步研究提出了作业本身性质的问题。例如，我们想知道**想象**和**行动**之间的差别。一个名为 Ruth 的受访者由于骨科疾病而导致身体活动受限，使她受困于其居住房屋内的椅子上。然而，她认为通过在脑海中重温园艺生活，她体验到了替代性的快乐。通过激活与既往工作相关的情绪、视觉意象和身体感受（Jackson，1996），她可以在想象中进入她的花园并在其中工作。我们可以将这类精神活动称为"作业"吗？

发展方法：作业自我分析

设计健康老年人研究的第二步是开发一个称为**作业自我分析**的过程。这是 Clark 在 USC 授课时提出的概念。在这门课程中，学生们成功地分析了他们自己的生活习惯和作业模式，改变生活方式，最大限度地提高了健康、生产力和生活满意度。他们思考作为作业人的角色（即作为从事这些活动的人），他们童年的作业活动如何塑造他们成年后的性格，以及他们所做的事情如何有助于或者损害了他们的健康和幸福。

有数百名学生参加了这门课程，并进行了自我分析。他们学会将注意力集中在如何选择每天的作业，以及通过合理规划日常生活习惯是否可实现目标。这门课程变得非常受欢迎。在 Clark 教授这门课的那段时间，报名的人数越来越多。学生对作业自我分析的热情表明，这可能对于其他人群也是一种有效的方法，如老年人。

需求评估

尽管我们已经获得了一个更为广义的干预概念，并应用在第一项 USC 健康老年人研究中进行调查，但我们意识到这个干预方案应敏感地反映参与者当时的情况。因此，我们进行了一项需求评估，以揭示第一项 USC 健康老年人研究目标人群的特定关键点，这是我们的第一个大型有效性研究（Clark，Carlson 等，1996）。数据中出现的 10 个领域是这组人群的主要关注领域（即他们认为需要帮助的领域）：

1．日常生活活动（Activities of Daily Living，ADLs）
2．适应多元文化的环境
3．利用空闲时间
4．大病与死亡
5．健康维护
6．健康移动能力
7．个人财务状况
8．个人安全
9．心理健康和幸福
10．与他人的关系

需求评估的重要性在于虽然作业治疗涉及了一些领域（如个人安全和 ADLs），但其他领域未被涉及。例如，在那个时候，适应多元文化环境通常没有以正式或集中的方式包含在作业治疗中。不幸的是，在这种特殊情况下，各种老年人在与不同种族类的人共处时遇到了问题。曾经住在种族隔离地区的老年人在移居到洛杉矶市中心的一个大型社区后，不同种族的人住在一起，各种问题及偏见会浮出水面，并影响他们的日常作业活动。

例如，使用电梯（在高层建筑中很重要）成为一种使不同文化背景的邻居之间产生成见的催化剂。重视时间的老年人更可能靠近电梯，按按钮，进入电梯，然后启动电梯。然而，重视社会文化关系的老年人通常会让电梯门打开一段时间，要么是为了交谈，要么是为了等走到大厅中间的朋友进入电梯。

这项研究强调了因地制宜制订方案的重要性，因为多种族群体（适应多元文化环境）与单一种族群体是不同的。因此，我们建议实践者对参加生活方式重塑方案的老年人进行详细的需求评估，相应地对模块进行修改。每个站点的需求评估可使实践者明确老年人和接受这种干预方法人群与生活满意度、健康和生产力相关的因素。我们建议在考虑修改生活方式重塑方案时，实践者应阅读每一章中引用的文章以获取背景信息，并充分了解修改过程以适应当地情况。

当然，我们认识到在某些情况下进行全面需求评估是不可能的。至少，我们建议实践者收集他们关注人群关键领域的非正式定性数据。

Meta 分析

最后，对老年人进行作业治疗的有效性进行了 Meta 分析（Carlson，Fanchiang，Zemke，Clark，1996）。**Meta 分析**是一种统计方法，可以提供类似研究的综合结果，提供关于治疗成功可能性的相关信息。

Carlson 研究结果显示 "累积结果显示高度的治疗成功（$P < 0.001$）"（Carlson 等，1996，第 89 页），表明对老年人进行作业治疗有效性的研究具有足够的说服力，可能会产生积极的结果。这项 Meta 分析让我们有信心继续推进第一项 USC 健康老年人研究。

第一项 USC 健康老年人研究结果

前面章节所叙述的初步研究为第一项 USC 健康老年人研究奠定了基础。特别是 Meta 分析表明作业治疗对老年人群是有效的，并需要进行一项单独、大样本的研究。我们假设如果能够设计一项足够严谨的研究，能够敏感地发现由于作业治疗干预而引起的变化，那么就有可能证明作业治疗的有效性（见框 1.1. 关于第一项健康老年人研究关于随机化的讨论）。

第一项 USC 健康老年人研究的结果表明我们的假设是正确的。该研究作为作业治疗引领性文章发表在 1997 年 10 月 22 日的《美国医学会杂志》（*Journal of the American Medical Association*，JAMA）上（Clark 等，1997）。主要研究者 Florence Clark 应邀于 1997 年 10 月 21 日在美国医学会第 16 届年度科学报告会（American Medical Association's 16th Annual Science Reporters Conference）上发表演讲，介绍研究成果。她的演讲传达了第一项 USC 健康老年人研究结果以及生活方式重塑方案对老年人和医疗保健系统可能潜在的影响。

值得注意的是，发表在 JAMA 杂志上的文章（Clark 等，1997）显示了干预前与干预 9 个月后的对比结果。在干预结束后 6 个月对受试者进行了评估。此外，对受试者进行了贯穿为期 15 个月的整个研究过程中卫生保健资源使用情况的调查。后者让我们有可能分析生活方式重塑方案是否划算，以及是否有益于健康和幸福。分析结果表明作业治疗的干预效果在结束 6 个月后仍然存在，而且这种干预是一种经济效益高的健康策略（Clark 等，2001；Hay 等，2002）。

第二项 USC 健康老年人研究

2004 年，我们开始继续进行第二项 USC 健康老年人研究方案，旨在研究第一项 USC 健康老年人研

框 1.1. 随机化的优势

第一项 USC 健康老年人研究是一项随机临床试验。在经过一组问卷调查及经过老年医学专家筛查后，所有受试者被随机分为三组，分别是：①作业治疗组（生活方式重塑组）；②社会活动对照组；③无治疗对照组。

这种随机化的试验设计是保证 USC 健康老年人研究结果可靠的重要原因之一。在任何对人类进行的研究中，特别是在 "真实世界" 中进行的研究，很难明确变化纯粹是由于干预造成的。有无数与干预无关的原因可能会使一个人变得更好，而使另一个人变得更坏。某人健康指数下降可能是未确诊的疾病造成的，也可能是因担心生病的孙子造成的，还可能是股票市场下跌造成的。

当研究的受试者是随机的，并且样本量足够大的时候，将受试者均匀地分布在三组中很可能可以抵消对结果造成的负面影响（Katz，2006）。因此，在进行组间对比研究时可以忽略这些影响，因为它们是均匀分布的。同样这一点也适用于积极的影响。对于具有某些性格或者某种教育程度的人来说，干预的好处可能会更大。随机化可以确保这些积极的影响均匀地分布在三个组中。应用随机方式，无须识别任何可能影响干预有效性的因素（包括没有想象到的因素）。由于随机化的过程，人们普遍认为组别之间呈现出结果的差异是由干预造成的。

究积极影响的调节机制，复制先前研究的结果，并将重点从功效扩展到效用。第二项研究采用交叉设计，对年龄在 60 ～ 95 岁的 460 名受试者（框 1.2.）进行生活方式重塑干预。此次干预不像第一项试验那么严格控制，而是选择在更为现实、能代表实际生活环境复杂性的环境下进行。这两个改变反映了从功效研究到效用研究的转移。此外，老年中心和老年公寓的数量从 2 个增加到了 21 个。

干预从 9 个月减少到 6 个月，包括 26 个小组治

参考文献

Carlson, M., Clark, F., & Young, B. (1998). Practical contributions of occupational science to the art of successful ageing: How to sculpt a meaningful life in older adulthood. *Journal of Occupational Science, 5*(3), 107–118.

Clark, F. A. (1993). Occupation embedded in a real life: Interweaving occupational science and occupational therapy [1993 Eleanor Clarke Slagle Lecture]. *American Journal of Occupational Therapy, 47,* 1067–1078. http://dx.doi.org/10.5014/ajot.47.12.1067

Clark, F., Azen, S., Carlson, M., Mandel, D., LaBree, L., Hay, J., . . . Lipson, L. (2001). Embedding health-promoting changes into the daily lives of independent-living older adults: Long-term follow-up of occupational therapy intervention. *Journal of Gerontology, 56B*(1), P60–P63.

Clark, F., Azen, S., Zemke, R., Jackson, J., Carlson, M., Mandel, D., . . . Lipson, L. (1997). Occupational therapy for independent-living older adults: A randomized controlled trial. *Journal of the American Medical Association, 278,* 1321–1326.

Clark, F., Carlson, M., Zemke, R., Frank, G., Patterson, K., Ennevor, B. L., . . . Lipson, L. (1996). Life domains and adaptive strategies of a group of low-income well older adults. *American Journal of Occupational Therapy, 50,* 99–108. http://dx.doi.org/10.5014/ajot.50.2.99

Clark, F., Ennevor, B. L., & Richardson, P. L. (1996). A grounded theory of techniques for occupational storytelling and occupational storymaking. In R. Zemke & F. Clark (Eds.), *Occupational science: The evolving discipline* (pp. 373–392). Philadelphia: F. A. Davis.

Clark, F., Jackson, J., Carlson, M., Chou, C. P., Cherry, B. J., Jordan-Marsh, M., & Azen, S. P. (2012). Effectiveness of a lifestyle intervention in promoting the well-being of independently living older people: Results of the Well Elderly 2 randomised controlled trial. *Journal of Epidemiology and Community Health, 66,* 782–790. http://dx.doi.org/10.1136/jech.2009.099754

Hay, J., LaBree, L., Luo, R., Clark, F., Carlson, M., Mandel, D., . . . Azen, S. (2002). Cost-effectiveness of preventive occupational therapy for independent-living older adults. *Journal of the American Geriatric Society, 50,* 1381–1388.

Hays, R. D., Sherbourne, C. D., & Mazel, R. M. (1993). The RAND 36-Item Health Survey 1.0. *Health Economy, 2,* 217–227.

Jackson, J. (1996). Living a meaningful existence in old age. In R. Zemke & F. Clark (Eds.), *Occupational science: The evolving discipline* (pp. 339–361). Philadelphia: F. A. Davis.

框 1.2.　第二项 USC 健康老年人研究的受试者是哪些人？

- 老年人（年龄在 60 岁及以上）
- 主要是低收入者
- 独立生活
- 居住在城市
- 有健康不良的高风险
- 33% 为黑人或非洲裔美国人
- 20% 为西班牙裔或拉丁裔
- 4% 为亚洲人
- 66% 为女性

疗和最高长达 10 小时的个体化治疗。研究发现个体化治疗的次数与正性健康益处之间存在关联。接受了 5 次以上个体化治疗的受试者表现出更大的健康益处。因此，生活方式重塑方案包括小组治疗和至少 5 次个体化治疗看似是重要的。

第二项 USC 健康老年人研究记录了生活方式重塑干预的有效性。该干预应用于健康差异较大的老年人群，在不同的社区环境中实施，并在较短的时间内实施（Clark 等，2012）。此外，再一次印证这项干预是经济有效的。

小结

本章概述了第一项和第二项 USC 健康老年人临床研究的发展、设计和结果。整个研究始于一项初步研究，测试个体如何在老年时创造有意义的生活，并伴随生活方式重塑干预方法的发展而成长，以成功地完成两项大型临床试验作为结束。经过十多年的审慎研究和数据分析，研究人员能够自信地说预防性作业治疗是一种可以提高老年人健康相关的生活质量并具有高经济效益的策略。

Jette, A. M., & Cleary, P. D. (1987). Functional disability assessment. *Physical Therapy, 67,* 1854–1859.

Katz, M. (2006). *Study design and statistical analysis: A practical guide for Clinicians.* New York: Cambridge University Press.

Radloff, L. (1977). The CES–D Scale: A self-report depression scale for research in the general population. *Applied Psychological Measures, 1,* 385–401.

Stewart, A. L., Hays, R. D., & Ware, J. E. (1988). The MOS Short Form General Health Survey. *Medical Care, 26,* 724–735.

Ware, J. E., & Sherbourne, C. D. (1992). The MOS 36-Item Short Form Health Survey (SF–36): I. *Medical Care, 30,* 473–483.

Wood, V., Wylie, M. L., & Sheafor, B. (1969). An analysis of a short self-reported measure of life satisfaction. *Journal of Gerontology, 24,* 465–469.

第二章 生活方式重塑方案：基础概念

刘奕君 译 王宁华 审校

本章探讨了生活方式重塑方案（Lifestyle Redesign Program）的基础概念，追溯作业治疗中对"作业"理解的历史根源，探讨"作业"在生活方式重塑方案中的重要作用。本章还涉及生活方式重塑方案形成的作业科学关键概念。

作业的历史

作为作业治疗的核心概念，**"作业"**一词有着丰富的历史渊源。它起源于美国国立作业治疗促进协会（National Society for the Promotion of Occupational Therapy）[后被更名为美国作业治疗学会（American Occupational Therapy Association）]的奠基者们。这些奠基者对作业治愈效果的描述，奠定了作业治疗成为一个真正、独特专业的基础。

Peloquin（1991a）曾提出了一个用于理解作业这一概念的连续性框架。她指出，"作业"是"一个具有开创性的概念，它可以被扩展，也可以随着时间而改变"（p. 353）。正如 Peloquin 所言，人们对作业的认识，以及将其作为一种治疗工具的使用，在作业治疗的历史中呈现出多种多样的形式。

在专业发展初期，当作业被设计得适合患者的个体情况时，它被视为是可以促进健康的。由于其对促进福祉的积极影响，作业治疗的目标是使人们能够参与到有意义、富有成就感、令人满足的作业中。作业治疗师则是生活方式的重新设计者。

但是，正如一些历史学家和学者所说，作业治疗最终将重心转移到了作业的要素或其基本构成上。比如，某个患者被安排用一个双侧推拉箱来增强肩部肌力，却没有砂纸或目标（Reed，1986）。当然，这个活动本身是有目标的（增强肌力），它可能会为未来更好的功能表现打下基础。然而，它关注的是作业基本构成的程度，而非视个人为一个作业个体，体现了它与奠基者们的理念差异。

当前的卫生保健政策使作业治疗领域展现了挑战和机遇。一方面，"功能"逐渐成为保险报销的主要指标（Damberg，Sorbero，Lovejoy，Martsolf，Raaen，Mandel，2014）。因此，得益于近一个世纪帮助人恢复功能的专业经验，作业治疗师在卫生保健中发挥着重要作用。另一方面，由于报销政策的要求，与患者接触的时间减少，进而限制了治疗的可能性（Blanchfield，Heffernan，Osgood，Sheehan，Meyer，2010；Block 等，2013；Dugdale，Epstein，Pantilat，1999）。生活方式重塑方案是应对这些卫生保健挑战的一个答案。根植于作业，该方案追溯至作业治疗的历史根源，提供了一个在当代切实可行的、以作业为基础的治疗方法。

本书展现了生活方式重塑方案是如何扎根于早期奠基者的理念，成为其理想的一个延伸，并受到时代因素、社会情况和文化意识形态的影响。在某种程度上，生活方式重塑方案不是一个新的概念，而是作业治疗师过去一直在做的事情的现代改良版，通过其核心属性可供所有从业者使用。

生活方式重塑方案的核心理念

在本章中，我们列举了生活方式重塑方案的核心理念，并阐释了它们如何在作业治疗领导者的理念中发挥关键作用。这里将讨论的四个核心理念包括：

1．作业治疗师长期以来一直尊重作业是人类生存的基本需求。事实上，该专业的特点即是它相信积极参与作业就是生命本身。

2．在证实人类作业属性的过程中，该专业的领导者将作业经验所创造的新的自我和生活的改变进行了概念化。

3．在思考作业功能的同时，该领域的领导者提出了作业对身心健康和生活秩序及生活习惯的影响。

4．自第一次世界大战以来，作业治疗一直被认为是卫生保健系统的一部分，但即使是奠基者们，也已看到作业治疗在健康人群中更广泛的应用。

作业是生活的必需

在作业治疗发展的早期以及近年来，作业与生活满意度之间的关系为整个专业奠定了基础。Dunton（1919）认为，"作业就像食物和水一样，是生活的必需品"（p. 17）。他提出，一个人"不是一个正常人，不仅是因为他的体温是华氏98.6度。一个人只有当他能够自食其力时，他才是一个正常人"（p. 306）。他相信，"仅让患者好转并不是全部，而是要让他好转，从而能做一些事情"（p. 305）。对 Barton（1920）而言，这些事情就是恰当的作业。它们为恢复后的新生活提供了基础，或者直接促成了恢复后的新生活。

Meyer（1977）认同作业是人类体验的本质。他提出：

> 我们的身体不仅是由很多磅肉和骨头组成的机器，再加上一个抽象的精神或灵魂。它是一个活的有机体，随其休息与活动的节奏而搏动。在众多可能性中，它循着一种最稳定、智慧的节奏。当它感觉到自己是一个伟大的、构成了真实生命世界的、自我主导的能量转化者时，它的生命本性就得到了完全的绽放。我们认为，人是一个有机体，他通过积极的生活和积极的使用，也就是以一种与它的本性相和谐的方式来使用、度过时间，来保持并平衡自己与真实的现实世界之间的关系。这是我们对自己的使用，给我们的每一个器官打上了最终的烙印（p. 641）。

Jane Addams（1910/1990）是"赫尔之家"（Hull House）的联合创始人之一。赫尔之家是19世纪后期的一个社会改革中心，对作业治疗的发展有一定影响。基于英国生物学家 Thomas Huxley 的工作，Jane Addams 提出："无用感是人体系统所能承受的最严重的冲击。如果持续存在的话，它会导致功能的衰退"（p. 71）。Yerxa 及其同事（1989）提出："当个体在参与作业时，他们最忠于自己的人性"（p. 7）。

创造可能新自我的展望

作业治疗学者们一直认为，患者具有一种创造新的作业情景的能力。在这些情景中，他们展望自己沉浸于有意义的作业中。Fazio（1992）提出，作业治疗帮助人们"以不同的角度看待事物，给人多种选择，并帮助人们对于他们所看到的事物形成不同的感觉"（p. 118）。Tracy（1910）强调了作业的上述目的，指出，"如果某个护士可以向一个对自身局限而感到苦楚的患者证明，他的前方真的有一条他所不知道的康庄大道向他敞开，那么他的精神折磨会减少，满意度会悄然增加"（p. 171）。

作业有一种力量，它可以引发患者对未来有价值生活的憧憬。因为通过参与作业，人们开始理解未来的众多可能性。正如一个接受作业治疗的患者在1918年时的评价，"我获得了一种新的生命图像"（Cooper, 1918, p. 24）。

作业的治愈效果

作业具有促进健康的内在属性，是作业治疗专业的一个关键理念。然而，随着时间流逝，这个观点在发生改变。来自作业治疗专业领导者的一些言辞呈现出了这些年来的连续性和变化。Dunton（1915）在阅读一个医院的年度报告时说：

> 为精神病患者提供的娱乐活动，如跳棋、国际象棋、十五子棋、九柱戏、秋千、锯木、园艺、阅读和作曲等，提供了身体与精神的活动，可以使精神平静，去除错误的思维关联，诱导出正确的思维习惯和行为（p. 12）。

Hall（1918）说道：

> 做水泥花盆的工人们让我为之一振。这是一群本来会在无所事事中衰颓的人。他们不仅

获得了自信心和自我效能，而且他们是真的在为世界创造可用的商品。他们挣的这些钱可以帮助自己保持自尊（p.38）。

Tracy（1910）评论道：

当工作是忠于它的目的本身时，有益于健康的兴趣会取代病态的兴趣，注意力会被逐渐转移，并沉浸于一系列新产生的想法中。因此，它不像一种药物，会在患者治愈后被弃去，而是成为了被重建的生活的一部分，会以某种形式与健康一起并存下去……这种情况意味着一种更广泛意义上的治愈，患者对生活的态度发生了变化。有益于健康的兴趣被唤起，一种在完成工作时对自己能力的有意识的把握和控制让工作变得愉快，让生活变得令人满意（pp.2-3）。

Slagle（1922）写道："治疗性地使用作业可以改掉一些习惯，修改和重建新的习惯，最终使惯性反应有益于恢复和维持健康"（p.14）。

West（1990）认为，作业治疗师当铭记：

适龄的、激发兴趣、自我实现的作业充满了日常的娱乐和工作环境。这些作业绝对比世界上所有的热、光、水、电和其他物理因子更适于满足人的需求，更易于被人所接受和使用，更加揭示人独立的尊严（p.9）。

Englehardt（1977）提出：

作业治疗在我们对人类进取心的重要性和价值的认识上做出了特殊贡献。人类通过安排参与各项活动的时间，适应环境并在其中繁荣成长……由于作业治疗关注人的活动参与，以及人在活动中的自我实现，因而它展现了一个完整的人在发挥作用和适应时的图景……作业治疗的核心在于参与这个世界（p.672）。

Yerxa及其同事（1989）写道：

作业是一个高度个体化的、在时间长河中发生于某一环境中的复杂现象……作业使人可以体验心流（flow），为自己和他人做贡献，并发现其行动的社会文化和精神价值（p.10）。

Clark及其同事（1991）评论道：

在我们的实践中，我们坚持让患者进行真

正重要的事——它影响着他们的健康、自尊和尊严感。但是，我们也认为，他们所做的事情本身并不是那么关键，重要的是对作业所蕴藏含义的认识。由于其象征意义，作业成为一种独特的人类进取心（p.301）。

上述引文展示了"作业"一词的长远历史及其对生活方式重塑的意义。生活方式重塑方法的第一假设是作业代表了人类体验的一个必需要素。第二个假设是作业有创造和再创造生活变化的力量。第三个假设是生活方式重塑假设作业可以促进身心健康以及生活秩序和生活习惯。生活方式重塑方法的最后一个关键假设是不论对于残疾人还是健康人，作业都可以有治愈效果。这些作业的基本概念贯穿于USC健康老年人研究（USC Well Elderly Studies）所使用的生活方式重塑干预中。

作业在预防性卫生保健中的位置

自第一次世界大战以来，作业治疗一直被认为是卫生保健系统的一部分，即使奠基者们也已看到作业治疗在健康人群中具有更广泛的应用。

在服务于残疾人群之外，在健康人群中开展作业治疗有其历史根源。Dunton（1919）说道：

每个人都应该有身体和心理作业。所有人都应该有他们享受的作业。这在职业是枯燥乏味或是令人反感时更为需要。每个人应该至少有两个爱好，一个室外的，一个室内的。更多数量的爱好将产生更广泛的兴趣，让人更有智慧（p.17）。

Hall（引自Peloquin，1991b）呼吁在生活可能缺乏深度的健康人群中使用作业治疗。Peloquin(1991b)通过解释Dunton的论述，指出在健康人群中使用作业是对早期奠基者们的一种信念。随后，West（1969）和Johnson（1986）倡导作业治疗师应该在他们的社区中积极地参与预防性卫生服务。他们都看到了作业可以维持健康，并提高生活质量。

作业科学

生活方式重塑方案是通过对作业科学理论和研究的应用而设计的。作业科学（occupational science）

是系统地"对作业的形式、功能和意义的研究"（Clark，Wood，Larson，1998，p. 13）。作业是"在文化词典中可以被命名的日常活动"（p. 13）。尽管有些作业是有文化和个人意义的，有些却是无聊的，或是对于参与其中的人而言实际上没有意义的。因此，作业是一个高度个体化的概念。

生活方式重塑方案是基于作业科学对改变（transformation）、意义（meaning）和身份（identity）的研究和认识而设计的。接下来的一章概述了影响生活方式重塑方案形成的作业科学的关键概念。同时，本节也收录了健康老年人研究参与者的生活剪影，以阐明这些作业科学基本概念在真实生活中的运用。

作业作为一种创造改变的进化现象

在构思生活方式重塑方案时，我们认识到了作业的动态性和创造力。作业受到人和环境的影响，有一种"展开"（unfolding）的属性。每个人都会给周围的环境带去他或她自己的情绪特点，自己所定义的意义系统，以及个体的生活经验。因此，当两个不同的人参加同一个作业时，他们对这个作业可能会有截然不同的体会，并在这个过程中发现自己独特的改变过程（Jackson，Carlson，Mandel，Zemke，Clark，1998）。剪影 2.1. 描绘了作业的变革性特征。

在剪影 2.1. 中，我们看到了 Carmen 和 Mabel 这两位老年女性，在一个动态的城市环境中，将她们的日常生活、她们对世界的理解以及她们的自我意义感结合在了一起。通过一个普通的作业，两个人能创造一系列作业去满足以前未能满足的需求，并在长远意义上促进健康，提高生活满意度。

意义

生活方式重塑方案认识到，不是所有作业都具有同等意义。作业所富有的意义程度取决于完成作业的个体，不同的作业可以有很大差异。一个作业的意义程度受到个体的价值、希望、经历、目标和生活叙事的影响。

在一定层面上，一个作业具有意义可以仅仅是因为它创造了积极的体验，比如当一个人体会到心流（Csikszentmihalyi，1990）或是愉快感。心流是当一个人所从事的作业挑战与其能力相匹配时产生的积极

剪影 2.1. 作业的变革性特征：Carmen 与 Mabel

Carmen 与 Mabel 在生活方式重塑方案的小组交流中建立了个人友谊。Carmen 是一个西班牙裔的老年女性，一直单身。她对于自己的独立性感到很骄傲，而且经常独自在社区完成各项活动。然而，她渴望能扩大社交圈。Mabel 是一个菲律宾女性，与丈夫住在一起。她的丈夫大部分时间都待在家里。尽管 Mabel 有一点冒险精神，但是她缺乏在邻近社区尝试不熟悉的旅程的自信、知识和技能。Carmen 和 Mabel 一起计划了切实可行的外出活动，去她们都感兴趣的地方。

比如，她们一起乘坐公交车去一个 Carmen 很熟悉、但 Mabel 没有去过的商店。她们经历了一个独特的、发展的共同作业。Carmen 在她的生活中增加了一份友谊。这样一个社会环境是由她选择去指导和欢迎一个朋友而产生的。反过来，Mabel 很享受在安全的陪伴下去探索她在社区的自由。她的丈夫没有足够的力量与她一起冒险，但是 Carmen 凭着她的天赋，带着 Mabel 做了这样的事情。

心理状态。

在另一个层面上，被认为有风险的作业也可以非常有意义。老年人们发现能激发冒险感的作业通常很有意义。剪影 2.2. 阐述了一个有意义的作业中的冒险活动。

冒险给参与者留下了深刻的印象。在剪影 2.2. 中，他们为自己能穿过大街、去听音乐表演而感到兴奋和自豪。生活方式重塑方案为提升他们尝试新事物的自信心提供了支持、教育和体验。

主题的意义（Themes of Meaning）

在生活中，人们会抱持一种整体的主题意义。它们可以说是一种蕴藏在作业中的生活信念和意识形态。Jackson 等（1998）解释道：

剪影 2.2. 冒险：生活方式重塑方案小组

"这并不需要太多计划。这也不是一段很长的距离。但从尝试新方案的角度看，这比他们以前所做的都要多。"这些话是一个作业治疗师关于其**生活方式重塑方案小组**的记录。作为一个为期 9 个月的方案，这个小组的活动接近尾声，作业治疗师正在为参与者准备一个独立的外出活动。

计划需要做得周全而精确，从而让参与者能够放心地尝试此活动。该小组决定参加一个在他们的退休公寓举办的轻歌舞剧音乐表演。这个外出活动本来计划得很简单，但是小组很快发现了实施的主要困难，让他们在参与前就想放弃此活动。音乐表演定在北楼举行，这样需要很多住在东楼的参与者穿过一条街道。最关键的是，这个活动是在晚上，许多居民不敢离开他们居住的公寓。

这个外出活动需要很精心的计划和团队协作，从而让参与者完成一件在别人看来可能是很简单的任务。在作业治疗师的辅助下，他们提出了一个策略。住在东楼的组员会在大厅定时集合，然后一起穿过街道去找住在北楼的 Doris。Doris 在开演前 15 min 会在门口等他们进来。如果 Doris 因为一些意料之外的事情不在那里，他们会启动备用方案。他们会通过内部通话系统给另一个住在北楼的居民 Diana 打电话。Diana 会在公寓里等着他们的电话。

与此同时，住在北楼的参与者也会启动应对另一项挑战的行动。接受任务的参与者会给有记忆障碍的组员打电话。通过在开演前至少 30 min 给他们打电话，他们会提醒这些组员下楼，加入小组活动。

参与者们完成了他们的计划，尽管他们还增加了一个很有创意的元素。住在东楼的组员在过街时带了手电筒。唯一的社交障碍是之前没有预料到会为音乐表演进行 1 美元捐款。尽管没有为此捐款进行准备，参与者们顺利、安全地执行了其余计划。

当他们在事后反思这段经历时，生活方式重塑的组员们为他们所完成的事情感到惊喜和自豪。当发现自己可以作为一个独立的小组去社交和计划一个活动时，他们感到被赋予了一种自主权。他们认识到了群体的价值以及他们是多么依赖新朋友。

主题意义通常会主导选择和实施作业的方式。主题意义会帮助人组织整体的日常作业模式，或者是提供一个解释框架，在生活的大背景下决定哪些活动是格外重要或是让人满意的 (p. 328)。

第一项 USC 健康老年人研究初期发现，老年人中常见的主题意义包括精神性、家庭培育（family nurturing）以及价值感的需求。剪影 2.3. 阐述了一个整体的主题意义如何潜移默化地组织了每日的作业活动。

生活叙事（Life Narratives）

生活叙事，或者是人们所讲述的生活故事，为了解作业的意义提供了另一个背景。尽管生活事件通常是独立发生的，但叙事提供了一种连贯性。在一个整

剪影 2.3. 意义的整体性主题：Mimi

Mimi 是一个参与多种族生活方式重塑方案小组的 74 岁老年女性。她自愿提前到达在小组开始前准备好茶点。对于 Mimi 来说，家庭是一个很重要的主题意义。当她以一种家庭的方式摆放纸盘、餐巾纸和餐具，而非以传统的自助风格将餐具堆放在一起时，这变得很明显。

家庭的主题引导着 Mimi 的行动，并在晚餐的餐具等摆放中得以体现。她表示，她在小组中通过为每一个组员的到来精心地准备，营造着一种家庭氛围。本质上，Mimi 的做法是在构建一个家庭。

体故事的框架下去理解各个事件的意义，让人有一种生活在向前发展的感觉。生活叙事根据环境的新挑战以及社会文化的变化不断地被重新设计。因此，人们一直处于创造和修改其生活叙事的过程中。

人们普遍认为，老年人仅仅是在对他们的生活进行回顾，在创造关于他们主要生活经历的最后故事。然而，我们应当记住很重要的一点，即老年人仍然在生活中，他们同样也可以有一种生活故事在向前发展的感受。

在生活方式重塑方案中，叙事采取了两种方式。首先，讲述作业故事（occupational storytelling）和创作作业故事（occupational storymaking）是整个小组的核心。讲述作业故事是一个人通过作业的视角去讲述其生活叙事的过程，而创作作业故事是患者和治疗师一起去创造一个可以在未来被实现的生活叙事的过程（Clark，Ennevor，Richardson，1996；这些概念将在第四章"实施方法"中详细讲解），其次，每一个参与者都被邀请制作了一个生活历史的视频，记录了其从童年到现在所参与的作业，作为生活叙事的一种体现（见附录A）。

动态系统理论（Dynamic Systems Theory）

动态系统理论假设人具有"将失衡的作业模式重新安排为更复杂、更稳定模式的潜能"（Jackson等，1998，p. 328）。生活方式重塑方案运用此框架解释了人类作业模式的变化和稳定性（Cooper，Geyer，2009；Van Beurden，Kia，Zask，Dietrich，Rose，2013；Wilson，Holt，2001）。设计的治疗方案并没有提供一套固定的"确保"能促进健康和幸福感的作业。相反，它提供了一定的知识和辅助性的体验，让参与者对其作业选择的结果产生了更深刻的认识。

基于此，该方案鼓励参与者认识降低慢性病和残疾风险因素的可能性，提升生活质量，明确在他们的生活中可以持续产生健康促进效果的因素（Jackson等，1998）。简言之，该方案支持参与者设计和实施一套个体化的生活方式重塑方案。剪影2.4. 展示了动态系统理论如何揭示了治疗的过程。

Roland 的故事是展示动态系统变化的一个例子。他稳定的生活模式因为失聪和担心被嘲笑而受限。这两个因素影响了他与周围人的关系。当他终于到了想

学习如何建立成功关系的人生节点时，他通常的交往方式就不够用了。"Roland 系统"失去了平衡。在生活方式重塑方案中，Roland 学到了一些工具，但更重要的是，他突破了自己人生中的一些"桎梏"。

变化产生于 Roland 生活中一个看似很小的部分——他害怕在公交车上问路。但是，这个变化带来了改变他整个生活的复杂效应。他不仅成为了一个公交车的常客，打开了一个新的世界，而且他还尝试去获得一个合适的助听器，并且开始去跳舞结识异性。在参与生活方式重塑方案后，Roland 变成了一个城市旅行者，甚至有了跟他的退休寓所管理员说话的自信。

人作为一种作业存在

人可以被概念化为一种作业的存在，意味着他们沉浸于某个日常活动的世界中。作业科学有着这样一种信念：

> 通过将自己沉浸于作业的世界中，人将会对自己的潜能有新的发现，他的生活也将向前发展。对沉浸于作业的畏惧会让生活变得淤滞。当这种畏惧变得让人难以承受时，人会很不舒服地陷于这种环境，生活难以向前发展（Jackson 等，1998，p. 329）。

换言之，平凡的作业有着塑造生活，并因此促进健康和幸福的力量。在第一项 USC 健康老年人研究中，参与者接受了关于日常作业非凡力量的教育。"这个方案将参与者培养成有**反思力的个体（reflective individuals）**（Giddens，1991[粗体为后来所加]）……他们有一套工具去有意识地反思他们的选择，战胜恐惧，做出促进健康的选择，在日常的生活习惯中感受到意义和满足感"（Jackson 等，1998，p. 329）。参与者学习平衡他们的活动，做出健康的决定，在作业治疗师的关照下，通过在小组中挑战自己去面对让生活淤塞的恐惧。换句话说，参与者在学习和接纳生活方式重塑的过程。

读者可能已经注意到了，这些剪影可能展示了不仅是一个理念。在剪影2.5. 中，我们将看到上述所有理念如何贯穿于一个故事中。

在生活方式重塑方案中，Clara 有一种很强的自力更生感和决心。走出她的舒适区——公寓和步行

剪影 2.4. 动态系统理论：Laura 与 Roland

作业治疗师 Laura 描述她的小组中有一个很有魅力但很混乱的男士。Laura 说："Roland 穿过门，阻止所有在进行的事情，大声地说他和他女朋友之间的性问题。"在一对一治疗中，Laura 了解到 Roland 是一个艺术家，很热衷地在寻找与世界关联、建立成功关系的线索。她得知 Roland 自童年时期起就几乎完全失聪。直到 74 岁时，他获得了一些二手助听器。这些助听器有的不起作用，有的不合适。这解释了为什么他有时会说一些让人难以理解的语言，不关注集体讨论，大声说话，以及打断他人。当 Laura 在为 Roland 提供治疗时，她发现 Roland 的听力障碍对其生活产生了巨大影响。

有一天，当 Roland 因为他的车出问题而感到很难过时，Laura 建议他乘坐公交车去商店买艺术用品。Laura 对这个看起来充满冒险精神的男士的回答感到有些意外。"不不不，我不要坐公交车。不，我不能这样做。"当被问到原因时，Roland 喊道："您怎么知道什么时候下车？您可能就不知道自己在哪儿了。"当 Laura 建议他可以问公交车司机时，Roland 说："不能问问题。如果您问问题，他们会认为您很傻。我很小的时候就知道这一点了。"

直到 Roland 的小组计划他们的下一次博物馆出行计划之前，Laura 没有再提及这件事。在此次出行中每一个组员都需要承担一定的责任。Laura 成功说服了 Roland，当他们在社区时，他会在需要时负责交通和提问。在外出那天，Roland 坐上公交车，用他略大的声音跟公交车司机说道："我们去自然历史博物馆，可以吗？"公交车司机点了点头。

几周后，在经过几次乘坐公交车和地下火车的外出活动后，Roland 告诉 Laura 她是如何鼓舞了他的勇气。"我要谢谢您，您知道吗？您真的帮助了我。我现在可以和人说话了。"她有些疑惑，因为 Roland 总是在说话。他到底是什么意思？"我的意思是我敢和那些大人物说话了。我走上前去和那个大人物，你知道的，就是跟这里的头儿说话。"

街，也给她带来了恐惧和焦虑。通过与其他组员和作业治疗师的交流，Clara 发现刺激的作业对她来说是很有吸引力的。在火车上的首次冒险改变了她对自己的认识。Clara 自己几乎变成了一列火车。她会来参加会议，并在一群专业人员面前发表演讲吗？"我从来没有做过演讲，但是我愿意参加，为什么不呢？"参加马拉松吗？"为什么不呢？"她知道每天离开公寓的重要性，只是不知道自己可以走多远。"走出去"现在对于 Clara 来说有了新的意义。

在演讲中，Clara 将她自己的成就归功于作业治疗师。"这些领导者非常强大——他们说他们依靠于我，我就照他们说的做。"但是，Clara、治疗师、小组和环境都是动态变化的、相互作用的系统。没有人

预料到一次乘火车的经历会让 Clara 的余生变得活力四射。因为她太累而没有看完整个集市，所以这次出行对 Clara 来讲就是一次不成功的干预吗？她并不这样认为。

小结

作为生活方式重塑者，作业治疗师帮助老年人改变了他们的日常生活习惯，因此他们可以保持健康，保持生产力，并对未来有新的展望。本章着重介绍了生活方式重塑方案的基本概念。这些概念来源于作业科学，影响了生活方式重塑方案的形成，并通过故事剪影得以具体阐释。

剪影 2.5.　尝试新事物：Clara

Clara 是一位单亲母亲。她没有读过高中，自己一个人抚养女儿长大。在退休后，她每天下午都会和朋友坐在步行街上，参观，做编织。她曾说道："您必须起床，梳妆打扮，然后走出去。如果您只是待在公寓里，您会死的。"

尽管她看起来很容易交往、坚定而自信，但 Clara 对于尝试新事物很胆怯。她的女儿住在距她有半个城远的地方，很担心她的母亲跌倒。Clara 体重超重，患有关节炎和糖尿病。按照女儿的建议，Clara 已经超过两年没有上过楼梯了。当 Clara 所在的小组决定他们的一次外出活动是乘着轻轨火车，去一小时路程远的农夫市场和工艺集市时，Clara 几乎大喊道："哦不，你们不会让我坐上那个地下的东西的。"但是，当小组对于接下来两周的外出活动有了更多的讨论，当作业治疗师把如何去到目的地的步骤罗列出来时，Clara 有些动摇了。

那天，在行程结束时，小组成员需要离开火车，到一个有八级台阶的平台上。当 Clara 小心翼翼地下楼时，她在中途停住，大声说："嗨！谁给我照一张照片，我在下楼梯！"在集市上，Clara 变得很累，不得不坐下来，并没有走完全程。作业治疗师担心这次外出活动对于 Clara 来说太吃力，并不是一次成功的活动。

几个月后，USC 健康老年人研究组邀请 Clara 参加一个作业治疗州级会议的展示。Clara 决定讲述外出那天的故事：

> 当我们回到火车上时，有一些直梯关闭了。这里只有扶梯，我已经有 9 到 10 年没有坐过扶梯了。有一个组员一直在说："来吧！来吧！"然后，有一个人挽着我的胳膊，另一个人拿着我的助行器，还有一个人站在我身后。接着，一个人数着"一、二、三"。他们就像是把我抬下了电梯。他们让我做。他们说我可以做到，我真的做到了。那天，我做了两件我认为我从来不会做的事。那天晚上，当我在想这件事时，我想当人们相信您时，当他们说您可以做时，您可以！

当小组活动结束后，Clara 是她所在公寓里决定参与洛杉矶马拉松的住户之一。他们决定组织一群用助行器的人，跟在轮椅赛跑者的后面。Clara 是唯一真正参加了的人。马拉松那天，洛杉矶下着毛毛细雨。早晨 6 点 30 分，Clara 在数千人中找到了她的路，等着该她开始的时间。自行车先开始，接着是轮椅，接着是赛跑者。她穿过了人潮的边缘，开始启程。当 Clara 走到半英里时，所有其他参与者都不见了，街道的清扫员开始清理场地。她的朋友给她撑着伞，考虑她是不是还想再多走一段。是的，她想继续。Clara 有一张她自己的照片，是她在 77 岁时，站在助行器旁边，手举胜利的姿势，在赛道一英里的标记处。

参考文献

Addams, J. (1990). *Twenty years at Hull-House.* Chicago: University of Illinois. Originally published 1910.

Barton, G. E. (1920). What occupational therapy may mean to nursing. *Trained Nurse and Hospital Review, 64,* 304–310.

Blanchfield, B. B., Heffernan, J. L., Osgood, B., Sheehan, R. R., & Meyer, G. S. (2010). Saving billions of dollars—and physicians' time—by streamlining billing practices. *Health Affairs, 10,* 1377.

Block, L., Habicht, R., Wu, A. W., Desai, S. V., Wang, K., Silva, K. N., . . . Feldman, L. (2013). In the wake of the 2003 and 2011 duty hours regulations, how do internal medicine interns spend their time? *Journal of General Internal Medicine, 28*(8), 1042–1047.

Clark, F., Ennevor, B. L., & Richardson, P. L. (1996). A grounded theory of techniques for occupational storytelling and occupational storymaking. In R. Zemke & F. Clark (Eds.), *Occupational science: The evolving discipline* (pp. 373–392). Philadelphia: F. A. Davis.

Clark, F., Parham, D., Carlson, M. E., Frank, G., Jackson, J., Peirce, D., . . . Zemke, R. (1991). Occupational science: Academic innovation in the service of occupational therapy's future. *American Journal of Occupational Therapy, 45,* 300–310. http://dx.doi.org/10.5014/ajot.45.4.300

Clark, F., Wood, W., & Larson, E. A. (1998). Occupational science: Occupational therapy's legacy for the 21st century. In M. E. Neistadt & E. B. Crepeau (Eds.), *Willard and Spackman's occupational therapy* (9th ed., pp. 13–21). Philadelphia: Lippincott-Raven.

Cooper, G. (1918). Re-weaving the web: A soldier tells what it means to begin all over again. *Carry On, 1*(4), 23–26.

Cooper, H. C., & Geyer, R. (2009). What can complexity do for diabetes management? Linking theory to practice. *Journal of Evaluation in Clinical Practice, 15*(4), 761–765.

Csikszentmihalyi, M. (1990*). Flow: The psychology of optimal experience.* New York: Harper & Row.

Damberg, C. L., Sorbero, M. E., Lovejoy, S. L., Martsolf, G., Raaen, L., & Mandel, D. (2014). *Measuring success in health care value-based purchasing programs* [RAND Corporation Research Report Series]. Retrieved from http://www.rand.org/content/dam/rand/pubs/research_reports/RR300/RR306/RAND_RR306.pdf

Dugdale, D. C., Epstein, R., & Pantilat, S. Z. (1999). Time and the patient–physician relationship. *Journal of General Internal Medicine, 14*(S1), 34–40.

Dunton, W. R. (1915). *Occupation therapy: A manual for nurses.* Philadelphia: Saunders.

Dunton, W. R., Jr. (1919). *Reconstruction therapy.* Philadelphia: Saunders.

Englehardt, H. T. (1977). Defining occupational therapy: The meaning of therapy and the virtues of occupation. *American Journal of Occupational Therapy, 31,* 666–672.

Fazio, L. S. (1992). Tell me a story: The therapeutic metaphor in the practice of pediatric occupational therapy. *American Journal of Occupational Therapy, 46,* 112–119. http://dx.doi.org/10.5014/ajot.46.2.112

Giddens, A. (1991*). Modernity and self-identity: Self and society in late modern age.* Stanford, CA: Stanford University Press.

Hall, H. J. (1918). *Arts and crafts in medicine: Proceedings of the 1st annual meeting of the National Society for the Promotion of Occupational Therapy* (pp. 38–41). Towson, MD: National Society for the Promotion of Occupational Therapy.

Jackson, J., Carlson, M., Mandel, D., Zemke, R., & Clark, F. (1998). Occupation in lifestyle redesign: The Well Elderly Study occupational therapy program. *American Journal of Occupational Therapy, 52,* 326–336. http://dx.doi.org/10.5014/ajot.52.5.326

Johnson, J. (1986). *Wellness: A context for living.* Thorofare, NJ: Slack.

Meyer, A. (1977). The philosophy of occupation therapy. *American Journal of Occupational Therapy, 31,* 639–642.

Peloquin, S. M. (1991a). Occupational therapy service: Individual and collective understandings of the founders: Part 1. *American Journal of Occupational Therapy, 45,* 352–360. http://dx.doi.org/10.5014/ajot.45.4.352

Peloquin, S. M. (1991b). Occupational therapy service: Individual and collective understandings of the founders: Part 2. *American Journal of Occupational Therapy, 45,* 733–744. http://dx.doi.org/10.5014/ajot.45.8.733

Reed, K. L. (1986). Tools of practice: Heritage or baggage? *American Journal of Occupational Therapy, 40,* 597–605. http://dx.doi.org/10.5014/ajot.40.9.597

Slagle, E. C. (1922). Training aides for mental patients. *American Journal of Physical Medicine and Rehabilitation, 1*(1), 11–18.

Tracy, S. E. (1910). *Studies in invalid occupation: A manual for nurses and attendants.* Boston: Whitcomb & Barrows.

Van Beurden, E. K., Kia, A. M., Zask, A., Dietrich, U., & Rose, L. (2013). Making sense in a complex landscape: How the Cynefin Framework from Complex Adaptive Systems Theory can inform health promotion practice. *Health Promotion International, 28*(1), 73–83.

West, W. L. (1969). The growing importance of prevention. *American Journal of Occupational Therapy, 23,* 226–231.

West, W. L. (1990). Nationally Speaking—Perspectives on the past and future: Part 2. *American Journal of Occupational Therapy, 44,* 9–10. http://dx.doi.org/10.5014/ajot.44.1.9

Wilson, T., & Holt, T. (2001). Complexity and clinical care. *BMJ, 323*(7314), 685–688. http://dx.doi.org/10.1136/bmj.323.7314.685

Yerxa, E. J., Clark, F., Frank, G., Jackson, J., Parham, D., Pierce, D., . . . Zemke, R. (1989). An introduction to occupational science: A foundation for occupational therapy in the 21st century. *Occupational Therapy in Health Care, 6,* 1–17.

第三章 需求评估

王荣丽 译　王宁华 审校

作业治疗评估是患者治疗的基础，同样，需求评估是服务提供者和其他决策者制订方案进程的基础（Billings，Cowley，1995；Polit 和 Hungler，1991）。需求评估可以引导出清晰的目标（Roberts，1996），从而获得更有效的干预和疗效。Krupnick（1996）指出，"作为大型卫生保健系统的专家，作业治疗从业者必须能够评估患者并针对特定的目标人群调整内容信息"（p.118）。本章将提供在不同环境下如何开展可行、有效的需求评估指南。

什么是需求评估？

需求评估为之后的治疗干预提供信息，在一项治疗方案实施前后开展评估都具有重要意义（Polit，Hungler，1991）。**需求评估**是针对某些特定服务或政策，系统性地调查一个群体、社区或机构的需求（Gupta，2007；Kniepmann，1997；Polit 和 Hungler，1991；Russ-Eft 和 Preskill，2009）。信息的收集包括针对某个群体或社区的优势、问题、资源和障碍（Kniepmann，1997）。

所发现的需求类型取决于评估者的视角。例如，被社会学家已接受的 Bradshaw（1972）的分类法将需求分为**标准化需求**（由专家定义的需求）、**感受需求**（由个体感知的需求）、**表达需求**（确实需要的需求）和**比较需求**（根据一个相似群体而确定的需求）。在 Bradshaw 所提出的需求分类法中由专家定义的需求和个体"感知"的需求存在特有的差别。

传统的流行病学专家使用社区发病率和死亡率数据来优先分配公共卫生资源（Ashley 和 McLachlan，1985；Knox，1976）。社区的需求得到关注，但社区人群本身并没有确认这些需求。

卫生经济学家根据成本－效益和供求关系来确定需求。各区域间的需求被认为是相对的，且"鉴于资源有限，可以互相交换"（Billings，Cowley，1995，p.722）。

作业治疗从业者最关心的是患者个体化的需求、希望和所感知、认识的目标。尽管主要的关注点应该是发掘患者的需求和最影响他／她的结果，但成本－效益也是一定要考虑的（Wilson，Landry，2014）。

各种需求评估策略各有优缺点。评估时的环境和其他条件需要合理、恰当。各种需求评估方法的要求简要列于表 3.1.。

表3.1.　需求评估方法

类型	描述	举例
重点群体或社区座谈	群组形式 主持人引导 开放式问题	消费者
知情人	个体访谈 被访谈者清楚目标人群的需求 开放式问题	房产主管 高级俱乐部会员 公司员工 社区居民
调查	从目标人群抽样进行信息采集 封闭或半结构式问题	人口普查
指标或社区分析	现有记录的统计分析	人口普查局 警察局档案
文献综述	从近期出版物中获得信息	杂志 书籍 文章

除了采集关键信息之外，需求评估的过程可以提供与社区管理者建立信任和密切关系的机会。社区管理者的观点和反馈可用于调整干预的方法。

定性方法

定性研究可提供有关特定人群生活体验的细致、深入的信息。生活方式重塑方案中所提及的需求评估的定性方法可以使得实践者理解和认识到患者的独特需求。定性评估通常包括访谈、重点群体调研和其他花费时间的实践。因此，我们非常清楚不能期待实践者在实施生活方式重塑方案之前对患者开展像需求评估这样成熟、全面的定性研究。反而，我们督促实践者建立对定性研究方法的基本理解，并以临床可行的方式进行定性研究。

收集丰富的描述信息

定性研究力求获得对受访者躯体和社会信息的全面理解。当试图促进社区人群的健康或帮助老年人保持生活独立性时，实践者必须考虑到各种各样可能造成压力或损害健康的问题。例如，某个老年人不能独立在家生活可能是由于转移障碍所致，通过使用辅助工具可以很容易解决这个问题。但通过进一步讨论，实践者可能会发现，对安全性的恐惧和日常外出缺乏更容易导致孤立。对于影响老年人的挑战与优势的细微因素的丰富描述可以通过访谈收集获得。

通过访谈捕捉作业的主观含义

从某种程度上来说，所感知的健康、幸福和生活满意度取决于个体对于什么构成了高质量生活的观点。一个人的教育、社会状态、财富、自控力、宗教信仰和对生活的个人态度是决定老年人健康和对作业的接受能力的众多因素之一。因此，为了使生活方式重塑方案更为有效，治疗师需要洞察老年人对其作业意义的主观理解。访谈可以使治疗师获得其作为一个作业存在的完整、深入的个体信息，包括这些作业是什么，或所具有的深远意义和健康促进的潜力。

重视日常体验

定性研究与日常体验密切相关（如个体在其所处环境中自然发生的事件）。作业治疗从业者最关注的是作业本身，这也是定性研究所关注的事件课程之一。因此，定性访谈是作业治疗从业者获取必要信息的有用工具。这些信息可以包括日常作业活动和生活习惯的细微细节（如个体为什么、何时和以何种方式完成日常活动），这些活动所发生的社会或文化背景、影响作业的伴侣关系、社会作业的私人时间以及作业活动所涉及的风险。每一项所关注的内容都可以成为需求评估访谈的一个问题。

在绝大多数情况下，需求评估将包括开展生活方式重塑方案所关注问题的个体化访谈，然后从临床角度考虑这些关注点的意义，而不是仅仅记录编码这些访谈内容。框 3.1. 显示了有助于进行定性需求评估的指南。

框 3.1.　定性需求评估指南

通过个体化访谈进行需求评估可采用不同方式，以下是一些指南建议：

- 对访谈过程进行录音，但这需要根据现场情况进行判定。尽管录音有可能让受试者感到不安，但记住或记录下所有的细节信息几乎是不可能的，而这些细节往往是调整干预措施的关键。我们已经发现录音非常有用，但这也不是必不可少的，良好的记录和临床推理分析可用于此处。
- 使用组内或组间方法。换句话说，确定一个时机，即由一组治疗师所采集的信息可反映其发现，通过另一组治疗师验证这些发现，然后再修订访谈程序。改进访谈程序是一个过程。将从某天访谈中所获得的经验应用于日后访谈的结构调整。

进行个体化访谈

在本章的"需求评估范例"部分,我们描述了访谈过程,并列出了首次在南加州大学健康老年人研究(USC Well Elderly Study)中所采用的需求评估的核心问题。指导需求评估访谈的其他问题包括:

- 您每天都做些什么?
- 您认为您做的这些活动有助于您保持健康吗?
- 您认为阻碍您每天想要进行的活动的因素是什么?或者什么有助于您保持健康?
- 您认为您做的哪些事是特别有意义的?
- 您认为您做的哪些事是特别健康的?
- 目前日常生活的哪些问题正在困扰您?是什么造成了您生活中的压力?
- 您认为有质量的生活的关键因素是哪些?
- 在整个一生中,人们选择做一些他们所热爱的事情。您能描述从童年到现在在您生活的每一阶段最重要的活动吗?
- 这些活动中哪种是您最爱做的?它们吸引您的原因是什么?
- 您有生活习惯或惯例吗?您能具体描述一下吗?这些生活习惯对您的生活有多重要?
- 您认为增龄给您造成的最大挑战是哪方面?
- 如果您可以改变您现状的任何方面,您最想改变的是哪一点?

当然,作业治疗师还可以增加其他问题。

采用重点群组

重点群组是用于定性研究的另一种数据采集方法(Barbour,2008;Krueger,2009;Morgan,1997),是"聚焦"于某一特定主题的深入、适中的小组访谈。在重点群组研究方法中,受访者代表了某个特定人群的有目的的抽样,能够收集人群层次需求的有价值的信息(Rabiee,2004)。采用重点群组方法有很多目的(Barbour,2008;Krueger,2009),但我们认为这种方式特别有助于在当地环境获取信息以定制生活方式重塑方案。这些群组常常会激发创造性的应对策略,对方案内容做出评判,明确问题,并发现与生存环境相关的潜在态度和挑战。为了实施生活方式重塑方案,前面所建议的那些问题可以改良后用于小组应答或在恰当的时候在小组进展中一字不差地如实引用。

在实施生活方式重塑方案前采用重点群组方法作为需求评估的一部分具有很多优点。重点群组在方案实施的起始阶段通过收集他们的想法明确受访者的预期。"当涉及社区个体时,尊重是非常重要的……尊重包括感谢他们的愿望——这些愿望在针对他们的这个方案中——是一个会被考虑的有价值的问题"(Roberts,1996;p.1260)。一项重点群组研究的动态过程允许受访者被其他人的想法所激发或建立在其他人的想法上,并产生可能已经在个体化访谈中发现的观点(Stewart 和 Shamdasani,1990)。重点群组研究方式很灵活,并常用于探索未知区域、新问题和更为广泛的信息、观点和想法(Barbour,2008;Coyne 和 Calarco,1995;Lautar,1996;Millar、Maggs、Warner 和 Whale,1996)。

重点群组的开放式问答形式为获得应答者自身所表达的大量、丰富的数据信息提供了机会。研究者可以获得更深层的意义,建立重要的联系,并明确表达深层意义中潜在的细节(Stewart 和 Shamdasani,1990,p.16)。

重点群组使得研究者有机会明确直接反应并试探其他成员相反或相似的想法。针对一个主题的不同观点进行讨论,可以发现更深层的问题和可能需要在策划方案时被纳入的各种各样的想法。重点群组是一种在短时间内获得更多信息的有效方法。

尽管重点群组具有很多优点,但它同样存在一些不足。第一个缺点是有些人在群组环境中因非常羞涩而无法开口。这些受访者应该被单独访谈。第二个缺点是一个大喊大叫的或固执己见的人可能会造成偏倚或主导群组进展。最终,小组领导者由于其立场,需要控制对研究结果造成偏倚的风险,并必须接受培训,学习如何避免这种可能的发生。

以下是关于重点群组的一些问题建议:

- 您认为您的家庭环境促进健康生活吗?
- 为什么有些人希望住在这间养老院?
- 什么是这个住所的独特之处?
- 为什么有些人离开这间养老院?

- 这里可以提供哪些方案和活动？哪些是您会推荐的？为什么？
- 这里的居民活跃程度如何？
- 独立、需部分帮助的生活与依赖护士护理的生活之间的区别在哪里？
- 您使用的交通方式有什么？
- 您会去哪些相邻的社区呢？您想去哪里呢？
- 您所面临的压力或阻碍退休生活保持健康和开心的原因是什么？
- 您希望看到您所在的社区、养老院或公寓发生哪些改变？
- 您生活中最有意义的活动是什么？
- 您所做的最促进健康或损害健康的事情是什么？
- 您希望如何更好地使用时间？
- 如果可以在您的生活中增加一样东西，您认为会是什么呢？
- 关于您的健康和身体状况，您希望了解什么呢？

在下一节中，我们展示了三个不同情况的需求评估范例。这些需求评估被用于建立生活方式重塑方案中。

需求评估范例

USC 健康老年人研究（Clark 等，1996）首次所采用的需求评估是一个庞大的项目，是为获取关于老年人活动和适应策略等重要领域的信息而设计的。这些通过需求评估收集而来的信息随后被用于研发制订生活方式重塑方案。本节概述了两种在实施生活方式重塑方案中所使用的需求评估方法。

第一项 USC 健康老年人研究

需求评估的信息收集开始于 USC 健康老年人研究的研究助理对该研究所在地——一个名为"Angelus Plaza"的资助房屋社区的 29 名老年居民开展的半结构化访谈。在这 29 名受访者中，有 20 名女性和 9 名男性。这些受访者的种族背景如下：非洲裔美国人 2 名，亚裔美国人 1 名，白人 20 名，西班牙

裔 6 名。研究助理对每一位受访者进行了持续 1～2 小时的一对一访谈并录音。所提的 5 个问题鼓励受访者分享关于他或她需求和适应的信息。这类问题可在其他地点需求评估的访谈和重点群组调研中使用。

1．请谈一谈您在 Angelus Plaza 居住的生活。

2．您喜欢住在这里吗？为什么喜欢或为什么不喜欢？您喜欢或不喜欢这里的什么？

3．为了保持开心和健康，您每天都做些什么？

4．您觉得这里跟您之前所居住过的其他地方有什么不同？

5．为什么有些人搬离 Angelus Plaza 呢？

每一位研究者都询问上述问题，并根据之前被访谈者所提供的信息补充一些问题。这一方法参考自**自然调查法**（见 Lincoln & Guba，1981）。

分析数据时采用以下四步：

1．每一位研究者对每个访谈内容进行总结，并记录任何所提出的适应性策略建议。

2．每一位研究者根据访谈内容划分一个生活领域类型。

3．资深研究者随后对每一位研究者使用 Lincoln 和 Guba（1981）的方法所进行的分类进一步访谈，以确保得出某一个获得整个研究团队一致确认的生活领域类型。

4．另外一组研究者通过注解对话和推理精炼地总结类型的分类。

这一研究过程耗费了大量人力，具体产物是一个老年人通常感觉重要的 10 个步骤的生活领域类型。此时需重复步骤 2 和 4，以确定每一个生活领域下的应对策略。这些生活领域和应对策略有些以模块形式用于生活方式重塑方案。

亚利桑那计划

Casa Maria 是一间包含三种照护级别的小型养老机构。联排别墅和公寓适合想要与家政助理一起交流生活的居住者。实质上，这一级别的居住者自认为是独立的社区居民。第二个照护级别是辅助下生活，第三个照护级别是为需要 24 小时照护和医疗支持的人提供专业护理设施。我们的任务是针对居住在二级照护级别即辅助居所的居民设计一个方案。

为了快速完成需求评估部分，采用的最高效的

方法是由 3 位治疗师用 2 天的时间完成对 12 位纳入此项目的居民的访谈。需要注意的是，在一项研究计划中访谈所有潜在的受访者是没有必要的，在第一项 USC 健康老年人研究中也没有这样做。但是，在本项目中由于计划参与生活方式重塑方案的居民数量很少，因而 3 位治疗师可以在 2 天内完成所有计划。另外，治疗师还对工作人员进行了访谈，以获得他们对于其居民需求的观点。

3 位治疗师中 1 人是负责访谈的工作人员，另外 2 位治疗师每人在上午各使用上述指南中列出的 5 个问题访谈 1 位居民。然后每一位治疗师根据访谈录音对访谈内容进行总结，并指出可能的关注领域。这些关注领域被认为是项目应关注的需求领域。这一流程在下午再重复一遍。当天晚上，3 位治疗师聚在一起分享所发现的关注领域。在对所有关注领域进行编辑和说明的基础上，治疗师们在后续的访谈内容中增加新的问题。

举例来说，如果某位治疗师从她对受访者的一次访谈中发现隐私是影响生活满意度的一个因素，那么可在访谈提示中增加关于隐私的问题。第二天，每一位治疗师使用修订后的访谈内容各访谈 2 位居民：早上 1 位，下午 1 位。第二天结束时，所有的居民和工作人员都接受了访谈。然后治疗师们进行长达 2 小时的对话来对关注领域进行细化和优化。作业治疗师将基于该社区现有的条件讨论这些信息，项目因此得以进展。

Pomona 计划

San Gabriel Villas 是跟 Casa Maria 具有同样结构的养老社区。这里可为从独立生活到需要专业护理的居民提供持续照护。

这一地区的需求评估是采用重点群组讨论的方式进行的。研究者向社区居民委员会介绍了关于生活方式重塑方案的相关信息。在居民委员会同意在其社区开展该项目后，研究者向居民发布征集重点群组的志愿者的通告。通过随机筛选和社区管理者推荐的混合方式，选择了 20 位居民作为社区代表。

社区管理者协助安排房间和时间，以使 2 组受访者每组可进行 2 小时的会谈。在第一组开始前，该组的 10 位受访者每人需要填写一份由一些开放性问题组成的问卷。这些问题与之后呈现在群组中的问题类似。这一流程可以让受访者形成他们自己的想法和观点。

一位治疗师作为群组领导者，通过使用与前一个环节中类似的问题来开展一场关于在 San Gabriel Villas 生活的现场讨论。领导者所设计的问题既包括受访者生活环境的积极方面，也包括对各种关注点和问题的征集。另一位治疗师进行记录并充当这一讨论的观察者。当某位群组成员想为讨论增加一些内容时，观察者可以提示领导者。群组访谈是在录音下进行的。这些录音可作为确定讨论中所产生的主题和观点的参考资料。

在回顾评价第一次重点群组的反馈后，治疗师进行第二次重点群组讨论。第二次群组既包括新的志愿者，也包括愿意并能够再次参与的社区居民。这次会议由更多的受访者组成，持续 1 小时。治疗师的目标是确认和细化对之前所发现的需求的理解。

此外，管理者、康复人员和维护人员的代表也接受了非正式的访谈。这些代表被要求分享他们关于这个社区文化和可利用资源的看法。当这些信息与重点群组讨论中所获得的信息结合在一起时，可以在相对较短的时间内为生活方式重塑方案在这一新地区进行成本 – 效益调整提供足够的信息。

从需求评估到具体实施

如第四章"实施方法"中所讨论的那样，一旦完成需求评估研究，其研究结果可用于修订生活方式重塑方案以在当地实施。需求评估中的一部分也包括考虑一项针对某个特定人群需求而量身定制的干预方法如何能够在真实世界中实施。这一考虑与实施研究一样，需探索明确在一个不受控制的真实生活环境中要进行哪些干预，为什么以及如何进行这些干预（Peters，Adam，Alonge，Akua Agyepong，Tran，2013）。

研究过程自始至终利用参与者的反馈参与式行动研究，这是回答实施研究问题最恰当的方法（Peters 等，2013）。使用参与式行动研究不仅需要在干预的最初设计阶段收集参与者的反馈，如开展早期需求评估，还需要在研究的整个过程中获取进行性反馈、建议和评价。在研究过程中使用迭代方法，如参与式行动研究，治疗师能够与社区联手合作，针对居民的需求量身定制最佳的干预方案。

小结

在需求评估中，花时间思考这些居民的需求如何能够在真实世界环境中解决是非常重要的。本章阐述了在不同环境下具体、高效开展需求评估的过程。第一项 USC 健康老年人研究中的需求评估包含了重点群组讨论和访谈，阐明了需求评估所使用的潜在方法学以及在研究过程中收集这些信息的价值。

参考文献

Ashley, J., & McLachlan, G. (Eds.). (1985). *Mortal or morbid? A diagnosis of the morbidity factor.* Oxford, UK: Nuffield Provincial Hospitals Trust.

Barbour, R. (2008). *Doing focus groups.* Thousand Oaks, CA: Sage.

Billings, J. R., & Cowley, S. C. (1995). Approaches to community needs assessment: A literature review. *Journal of Advanced Nursing, 22,* 721–730.

Bradshaw, J. R. (1972). A taxonomy of social need. In G. McLachlan (Ed.), *Problems and progress in medical care.* Oxford, UK: Nuffield Provincial Hospital Trust.

Clark, F., Carlson, M., Zemke, R., Frank, G., Patterson, K., Ennevor, B. L., . . . Lipson, L. (1996). Life domains and adaptive strategies of a group of low-income well older adults. *American Journal of Occupational Therapy, 50,* 99–108. http://dx.doi.org/10.5014/ajot.50.2.99

Coyne, J. C., & Calarco, M. M. (1995). Effects of the experience of depression: Application of focus group and survey methodologies. *Psychiatry, 58,* 149–163.

Gupta, K. (2007). *A practical guide to needs assessment.* San Francisco: John Wiley & Sons.

Kniepmann, K. (1997). Prevention of disability and maintenance of health. In C. H. Christiansen & C. M. Baum (Eds.), *Occupational therapy: Enabling function and well-being* (pp. 530–555). Thorofare, NJ: Slack.

Knox, E. G. (1976). *Epidemiology in health care planning.* Oxford, England: Oxford University Press.

Krueger, R. A. (2009). *Focus groups: A practical guide for applied research.* Thousand Oaks, CA: Sage.

Krupnick, W. (1996). The targeting of communications. In M. Johnson (Ed.), *The occupational therapy manager* (pp. 117–141). Bethesda, MD: American Occupational Therapy Association.

Lautar, C. (1996). A focus group study: Overview of the methodology. *Probe, 30,* 53–56.

Lincoln, Y. S., & Guba, E. G. (1981). *Effective evaluation.* San Francisco: Jossey-Bass.

Millar, B., Maggs, C., Warner, V., & Whale, Z. (1996). Creating consensus about nursing outcomes I: An exploration of focus group methodology. *Journal of Clinical Nursing, 5,* 193–197.

Morgan, D. L. (1997). *Focus groups as qualitative research* (2nd ed.). London: Sage.

Peters, D. H., Adam, T., Alonge, O., Akua Agyepong, I., & Tran, N. (2013). Implementation research: What it is and how to do it. *BMJ, 347:*f6753.

Polit, D. F., & Hungler, B. P. (1991). *Nursing research: Principles and methods.* Philadelphia: Lippincott.

Rabiee, F. (2004). Focus-group interview and data analysis. *Proceedings of the Nutrition Society, 63*(4), 655–660.

Roberts, K. B. (1996). Educational principles of community-based education. *Pediatrics, 98,* 1259–1263.

Russ-Eft, D., & Preskill, H. (2009). *Evaluation in organizations: A systematic approach to enhancing learning, performance, and change.* New York: Basic Books.

Stewart, D. W., & Shamdasani, P. N. (1990). *Focus groups: Theory and practice.* London: Sage.

Wilson, S. A., & Landry, G. (2014). *Task analysis: An individual, group, and population approach* (3rd ed.). Bethesda, MD: AOTA Press.

李文竹 罗 春 译 王宁华 审校

本章旨在探讨小组治疗的组成要素，了解生活方式重塑方案的组成方式，并探讨该项目组与其他小组干预方法的不同之处。在第一项和第二项美国南加州大学（USC）健康老年人研究中，我们应用了生活方式重塑方案，并采取了小组治疗和个体化治疗两种模式。尽管这两种治疗方式所带来的获益会有所不同，但它们彼此又可以相辅相成（Carlson，Fanchiang，Zemke 和 Clark，1996），所以我们决定将这两种治疗模式结合起来。还有特别重要的一点是，我们最近对 USC 健康老年人研究（Wilcox，Carlson，Azen，Clark，2012）进行了二次数据分析。结果显示，从获得显著健康结局角度来讲，在小组治疗的基础上再进行不少于 5 次的个体化治疗，这样的干预效果更为优化。

小组

在整个作业治疗的历史中，患者接受的都是小组治疗。随着时间的推移，小组治疗工作的重点逐渐产生变化，包括项目完成、自我建立和社会适应（Schwartzberg，1998）。目前，作业治疗师在不同的环境中使用不同的方法来进行小组治疗，包括任务小组、活动小组、烹饪小组、感觉运动小组以及同伴支持小组。与心理治疗小组一样，作业治疗小组是否成功，在一定程度上取决于小组领导者对于小组进程和小组动力学理论的理解和运用。

作业治疗小组的工作既令人兴奋，又很复杂，因为小组领导者必须既能促进小组凝聚力的增长，又能记住每一位小组成员的目标。因此，作业治疗小组的

领导者必须考虑到如下方面：

- 小组成员与领导者之间、成员彼此之间相处的舒适度如何。
- 小组的凝聚力如何。
- 小组成员为组内的动态互动所贡献出的技能、个性和挑战。

总而言之，作业治疗小组更关注实际操作，而心理治疗小组主要依赖于沟通。

尽管在接受的作业治疗教育中，作业治疗师受到过有关小组动力学内容的培训，但本书的内容强调的是，生活方式重塑方案不仅仅是一个教育项目，还是一个深度治疗的过程。因此，领导小组的作业治疗师在治疗组工作中必须使用相关技能。下面列出的一些原则，我们认为有助于领导和促进生活方式重塑方案的进程。我们希望作业治疗师在实施生活方式重塑方案之前，能够回顾至少一篇本章所引用的参考文献。

作业治疗师所使用的教科书（Bender，Norris，Bauckham，1991；Borg，Bruce，1991；Brabender，Smolar，Fallon，2004；Brown，1988；Bruce，Borg，1993；Burnside，1978；Cole 1998；Corey，2012；Howe，Schwartzberg，1995；Toseland，1995）通过不同方式描述了小组治疗进程的组成要素。这些教科书对小组动力学、治疗关系、小组类型以及怎样开始和结束一个小组等内容进行了讨论。Toseland（1995）将小组领导者所需要的技能分为：

- **促进**：参与、解释和做出反应。
- **数据收集与评价**：确定、整合。

● **执行能力**：联系、提供资源、建模。

一般来说，在生活方式重塑方案的治疗小组中，作业治疗师的任务是为小组成员提供一个可以通过某种方式改变自己的环境。此外，Toseland（1995）提醒我们，让所有小组成员都参与小组活动是一件十分重要的事情。为此，他引用了 Yalom（1983）提出的"将小组成员的经验普适化"这一概念。

> 让所有小组成员都参与进来有助于发现老年人生活经历中的共性问题。随着小组成员逐步参与进来，他们会意识到一些特定的问题如何对自己产生了影响，而其他成员对某些问题的解决方案可能会直接或间接地帮助到自己（引自 Toseland，1995，p.66）。

最后，如果生活方式重塑方案想要完全取得成功，作业治疗师则必须具备促进小组改善方面的专业知识。我们决定以小组的方式执行生活方式重塑方案，主要是因为小组治疗所带来的益处，其次才是因为小组治疗的潜在成本获益。我们坚信，只有在密切监督下的小组治疗，才能取得下一章所讲述的治疗获益。

生活方式重塑方案的结构

生活方式重塑方案的初衷是为了提高或保持独居老年人的独立性、健康水平和幸福感。在第一项和第二项 USC 健康老年人研究中，参与者每周会进行一次 2 小时的小组会议。这样的方式在第一项研究中持续 9 个月，在第二项研究中持续 6 个月。这些小组会议由一名作业治疗师领导。他会为每一位参与者提供个人访谈。这个访谈在第一项研究中最多 9 小时，在第二项研究中最多 10 小时。

每周 2 小时的小组会议所讨论的主题，是依据在第三章所讲过的需求评估中的内容来确定的（Clark，et al.，1996）。大约每隔四次会议，小组成员和作业治疗师会尝试走进周围社区，力图以新的方式参与社会生活。每次小组会议都已设计好组织架构，并包含第二部分讲述的 12 个内容模块之一。

小组治疗

每一位参与者每周都要参加一次 2 小时的会议，

在会上他或她会遇到同样的一群人。当参与者进入开会的房间时，会发现开会的区域中央有一张桌子，桌子周围是固定的椅子。房间的一侧是铺着桌布的茶点区，其上有咖啡、柠檬水、白水和茶等饮料。一般还会提供一些健康或新鲜的小食。提前到达的参与者通常会帮助作业治疗师布置食物和饮料，其他人则在会议结束后留下来帮忙做清理工作。在正式开始的 15 分钟内，作业治疗师会启动这次会议。

在会议开始阶段，参与者会频繁地相互交流或寻求作业治疗师的注意，来讲述他们生活中最近发生的事情。这些讨论有时会被纳入作业和健康专题，成为正式会议的一部分。

作业治疗师是作业治疗小组的领导者。从 Bruce 和 Borg（1993）的研究来看，作为小组领导者的作业治疗师，应该起到确保安全、培养信任、保持一致、重视自己、重视组员、促进开放式沟通、重视改变、接受探索以及提供限制和界限等作用。小组领导者要首先介绍本次小组会议将要讨论的内容。在正式会议中，作业治疗师首先介绍一个主题，并提出与此次主题最显著相关的作业方面的问题，来促进大家的讨论，例如，"交通资源和交通受限如何影响一个人的作业选择？"（Jackson，Carlson，Mandel，Zemke，Clark，1998，p.335）。作业治疗师以自己生活中的例子作为讨论的基础，而后要求每一位参与者给出相似的例子来讨论。然后，治疗师将讨论转移到下一个内容，即思考作业如何对一个人使用交通工具的方式产生影响。通过讨论，每一位参与者的关注点都被小组成员知晓。参与者或作业治疗师也会提供自己的回应，包括解决方案、见解、同情甚至挑战。

在讨论过程中，作业治疗师或其中一位参与者会将讨论出来的想法列在一个大白板上。在这次或者下次会议上，作业治疗师会引导大家对一些想法进行讨论，包括以小组的形式做一些与主题相关的事情，如尝试一种对多数参与者来说都较新的交通工具。整个小组一起对想做什么事情进行头脑风暴。治疗师对讨论进行整体把控，包括考虑到任何可能事件的实际细节问题，以及如何推进对受限问题的解决。作业治疗师通常会对活动提出建议，从而扩大可能的备选方案范围。多数外出活动都不贵，项目组会为参与者支付所有的基本费用。

在非会议时间，作业治疗师或一位参与者会对外出计划的各个方面进行调研，甚至有时会提前到外出地点进行实地考察，以评估可行性或是否需安排住宿。在出发的前一个晚上，他们会告知所有参与者一些注意事项，如穿舒适的鞋子或带上老花镜。告知的方式可能是在每一位参与者的公寓门下放一张小纸条，或者是打电话告知。每次外出时，作业治疗师都会带上水、水杯、零食以及每一位参与者的相关信息，包括医疗保险信息和亲属信息。通常作业治疗师或一位参与者会负责照相。在外出结束后的会议中，作业治疗师会启动关于此次外出的讨论，从而鼓励参与者对此次外出的经历进行自我反馈，并征求大家认为成功的经验或者存在问题方面的意见。治疗师尝试将对外出经验的反馈与正在进行的作业讨论结合起来。

个体化治疗

对于个体化治疗，作业治疗师通常到参与者的家中进行。接受访谈的参与者会提供茶水或咖啡。作业治疗师会鼓励参与者对他们的作业以及其作业对他或她的健康如何影响展开讨论。对家里照片或者小摆设的提问通常会引出很多关于家庭成员或朋友的故事。有时讨论会集中在小组会议或外出中发生的事件或主题上。治疗师可能注意到参与者在小组会议期间的一些令人费解或具有吸引力的反应。这时治疗师会抓住机会鼓励更深入的讨论或披露，而这些讨论或披露在较大的小组会议中是不可能发生的。

这些一对一的交流会让作业治疗师了解到关于个人的许多事情，随后可以在小组讨论中进一步探讨或者解决，而这些事情不一定明确。同时，这些个人访谈也可用于评估安全性，降低跌倒风险，进行家庭改造，以及练习使用康复器械。

作为转变过程的生活方式重塑方案

正如前文所述，生活方式重塑方案的结构是交互性的，它将规律性和新颖性结合到一起。规律性是指这些小组讨论会议是依照生活习惯来安排的，每次都在相同的地点、相同的时间、每周的同一天进行，并且会议持续时间也是相同的。小组会议讨论的内容集中在作业的概念以及与小组成员密切相关的生活和健康专题。即使是特殊的事件或者外出，也是定期发生的。

新颖性是指小组会议允许多样化和自发性的讨论，以及即兴创作。每次会议讨论的专题或主题都会随模块内容的不同而发生改变（见第二部分）。讨论的材料会通过不同的形式展现，也会引进新思想和新技术，还会邀请特约讲者来介绍专业的内容或者技能。每周提供的小食种类都会有所变化。会议的基调会随着不同的活动而变化，并且随着时间的推移，小组成员之间会彼此了解，进而分享共同的经验。

简而言之，小组讨论将可预测性和稳定性与改变和成长相结合。有几个技巧对于小组进程来说特别重要，包括将小组成员定位为专家，以及在反馈表中再现选定的小组反馈短语。

将小组成员定位为专家

项目伊始，将每一位参与者视为各领域的专家是非常重要的。作业治疗师注意到，参与这个项目的每一位成员在其一生中都独自成功地完成了很多挑战，并且为该项目带来了许多独一无二的信息资源。一般而言，我们希望作业治疗师和每一位参与者一起分享不同的解决方案和观点，并通过以下两种方式将这些分享丰富起来。第一种方式，是像在教室里一样提供信息。第二种方式，是当参与者分享他们的故事和信息时受到鼓励。这样参与者不仅会获得更多自尊，还会感受到自己的观点和生活知识受到重视。

反馈表

另一个可促进治疗进程的技巧是通过打印的方式再现选定的反馈短语。在生活方式重塑方案的小组里，作业治疗师带领大家针对不同主题进行讨论（例如，"什么是健康？"），并征求每一位参与者的反馈意见。领导者将这些反馈意见记录在一个大白板上，然后将它们重新组织、输入电脑并以大号字体打印出来，并在后续的会议中将这些记录返给参与者。而后，我们会为每一位参与者定制一个笔记本。这些反馈表会被装订成为笔记本的一部分（见模块12，"结束小组治疗：完成个人规划"）。这些笔记本包含了所有小组材料，以及小组成员在生活方式重塑方案中的经验记录。参与者看到自己说过的话被印刷装订出来，会觉得自己受到了肯定和认可。此外，反馈表对每一位参与者也是一种提醒，让他们意识到自己对小组进程的特殊贡献价值。

生活方式重塑方案内容的传递

生活方式重塑方案的模型（Jackson 等，1998）包括生活方式重塑方案内容传递的方法：教学演示、同伴交流、直接经验和个人探索。

教学演示

在**教学演示**中，作业治疗师通过类似课堂教学的形式向小组成员传达信息。这个模式包括三个内容：①专业的作业治疗策略（例如，怎样保持能量和保护关节）；②实用信息（例如，不同类型交通方式的成本比较）；③与作业或作业自我分析过程相关的话题。

有关作业或作业自我分析过程的教学演示可以为参与者提供有关新的生存方式的必要背景知识，并帮助参与者怎样用新的观点来看待自己年长者的身份。有关作业及其对健康和生活影响方面的知识，可以帮助参与者从一个新的角度来看待自我、世界、健康和幸福。

同伴交流

同伴交流是指在小组讨论中，参与者通过故事讲述的方式进行交流。参与者可以讲述他们生活中的故事，如怎样克服挑战，或者曾经做过的事情。在小组会议中故事讲述这一环节对于项目的成功十分关键。尽管从表面来看这些故事可能会平淡无奇，但 McAdams（1993；曾被引用在 Belenky，Bond，Weinstock，1997）认为，这种故事讲述的方式对于参与者的自我发展至关重要。

这些故事体现了讲述者的自我意识，并可让他们感受到生活中的团体意识和目的——让参与者体会到他们是在特定的方向上前进的整体。因此，从个体身份的角度来讲，一个人既是历史学家，又是历史的一部分——在讲述中创造自我的故事陈述者（Belenky等，1997，p.151）。

直接经验

"**直接经验**"一词是指一个人积极主动地做事，比如参观博物馆或与朋友交谈。从这一点上来讲，生活方式重塑方案更多的是一项关于"做事"的治疗，而非"谈话"的治疗，因此在方案中会有许多"做"的种类：

- 在家里做事。
- 在小组会议里做事。
- 在治疗师的支持下，在生活方式重塑方案中做事。
- 独自做事。
- 在社区做事。
- 通过想象做事。

参与活动的这种形式，让参与者对自我又一次重新认知，认识到自己可以通过行动进行自我调节和自我管理，因为通过参与活动，参与者更能掌控自己的生活和时间，也能更好地掌控自己的日常生活习惯，从而更好地促进健康。

个人探索

在小组会议中会为参与者预留一定的时间，让他们思考教学内容对自己生活的意义或重要性。项目组还会设计一些练习，帮助参与者将从本研究中学到的内容应用到他们关注的事情中。第二部分所讲述的内容包含了一部分练习项目。

生活方式重塑方案里都发生了什么

美国心理学家 Carl Rogers（1980）在回顾了自己从 65～75 岁这段人生经历后，认为他的人生在许多方面都是充满活力和变化的。他乐于接受他人的建议，乐于接受新的冒险，"对安全和踏实感觉到厌倦"（p.77）。与上述内容相似的是，研究中心的许多老年人在参加项目小组之前都会感觉到厌倦或"乏味"，或者觉得自己好像被"卡住"或停滞不前。对于这些人来说，生活方式重塑方案会成为他们转变自己的地方。

尽管多数会议会具有教学性或结构性内容，但还是会存在一个深入治疗的过程。实际上，通过这个深入治疗过程（随着时间的推移或者通过毕业后的经历），那些对自己是否会发生改变持开放态度的参与者最终会有所改变。他们发现，自己最终能够制订和实施个体参与计划（personal engagement plans，PEPs）。这些计划涉及日常生活中有意义的、可促进健康的作业内容，从而使生活习惯得以持续（有关生活方式重塑方案中PEPs的使用，在第二部分以及模块12"结束小组治疗：完成个人规划"中有详细描述）。

即使是对于已经习惯了生活习惯或拒绝发生改变的参与者（Reich和Zautra，1991），随着时间的推移，一步一步的行动也会激发他们克服恐惧的勇气，尝试戒除旧习惯，并且愿意承担更大的风险。

在USC健康老年人研究中，并不是所有一直参加生活方式重塑方案的人都有明显的作业功能障碍或维持健康生活习惯方面的问题。对于一位似乎没有明显功能受限的参与者来说，仅仅是经历了成长和学习就足以让他或她规律地参加该项目。

生活方式重塑方案的关键理念

作为作者和研究人员，我们相信参与者在治疗过程中至少学到了五个关键的理念。这些理念融合在生活中，成为更加普遍的观念。这种观念使他们能够拥有相对明确的长期策略，通过参与作业而促进健康和幸福。

1．作业经验产生的是发散性变化，而不是线性变化。

2．作业自我分析是可能的。

3．当人们了解作业的要素时，他们将获得用于重塑生活方式的工具包。

4．作业是推动人们前进的动力。

5．主动应对是一种获得性技巧，可以积极影响身心健康与幸福。

作业经验产生的是发散性的变化，而不是线性变化

Merriam-Webster将经验定义为"对基本常识的事件直接观察或直接参与"（"Experience"，n.d.，la）。然而，其他学者对此概念进行了扩充，提出在经验世界中，会出现成长、学习以及重要的自我感受（Applegate

和Bonovitz，1995；Kolb、Boyatzis和Maine-melis，2001；Kolb和Kolb，2005；Lave和Wenger，1991；Rogers，1980）。生活方式重塑方案在很大程度上吸收了日常活动中的经验。这些活动的挑战和复杂程度被逐步提高，作为创造变革的一种方式。此外，该方案强调了经验（遵循动态系统理论的原理，如第二章"生活方式重塑方案：基础概念"中所述）可以产生发散性的变化，而不是线性的变化。例如，首次尝试采用新运行的列车系统冒险出行不仅可以提供学习交通技巧的环境，而且还可以为树立一个新的"城市出行者"的自我形象以及产生社交感受提供环境，所有这些最终都能有益于健康。

作业自我分析是可能的

尽管几乎所有参与者都听说过心理分析（"谈话"疗法），但实际上几乎没有人听说过作业自我分析。这是一种主要在"做"的疗法，个体可以反思自己的过去、现在和将来的作业、角色、生活习惯和身份。生活方式重塑方案使参与者逐渐、深思熟虑地且通过体验经历了该过程。参与者面临挑战，要从作业角色的角度考虑自己是谁，以思考自己一直找到或目前找到的最满意的作业，并评估他们作业权力被剥夺或存在的功能障碍的程度。鼓励他们确定那些妨碍他们参与世界的恐惧或身体限制，然后确定他们克服这些障碍可以采取的小步骤。要求他们反思自己采取的对健康产生积极和消极影响的活动方式，从而制订出更健康的生活计划。

接下来就是实施计划（在需要时在治疗师或小组的支持下）。在承担了新的风险并完成了模块中描述的练习之后，要求参与者反思他们的经验，并将他们的新理解融入他们正在掌握的生活方式重塑策略中。通过这个过程，他们开始将自己的形象从"我再也不能"转变为"我能"（Mandel & Roy，1995）。

当人们了解作业的要素时，他们将获得用于重塑生活方式的工具包

生活方式重塑方案为参与者提供了一种新的方式，使他们能审视自我并构想他们在世界上的互动。它给了他们一种新的思维方式，让他们思考自己的存在以及如何度过自己的时光，强调他们每天从事的

"大量活动"（作业），以及他们选择做什么对自己的健康、快乐和幸福有何影响。简而言之，他们开始将作业视为日常生活的基本构成。此外，他们开始意识到，通过有意识地反思，他们可以积极地影响自己的生活满意度、健康状况和认知功能。这种心态是基于这样的观点，即保持生活融入是成为成功老龄化的关键因素，每个人都可以学会重塑自己的生活，以使其更快乐、更健康。

Flavell（1988，Belenky 等引用，1997）写道：

> 一个人的思维理念是非常重要的。与还不能做出明确决策的人相比，理智处理事务的人能更好地创造和利用各种功能性方法。

因此，生活方式重塑方案的一个关键要素是帮助参与者发现他们所掌握的智慧方法。生活方式重塑的"工具包"包含了以下两个广泛领域中的几个关键要素：①有目的地选择作业；②体验的意义（Jackson 等，1998）。

有目的地选择作业

生活方式重塑在最根本上是有目的地选择促进健康的作业过程。参与者熟悉了诸如平衡、生活习惯、灵活性、统筹和时间结构之类的概念。这些概念可能有助于制订一个促进健康的全面、清晰的日程。在了解了有目的的选择过程之后，生活方式重塑方案的参与者在选择作业时就不太可能漫无目的地漂移。他们的作业选择能力建立在健康和幸福的总体框架内。

体验的意义

体验的意义是指各种作业在个人生活中独具的特点。心理学家亚伯拉罕·马斯洛（Abraham Maslow，1987）和精神病学家维克托·弗兰克尔（Viktor Frankl，1969）认为发现生活的意义的能力代表了基本、普遍的人类需求，他们因此而闻名。生活方式重塑方案的参与者展示了参与作业而产生的多维度意义。他们认识到，因受益于所产生的心流程度，作业是有意义的（Csikszentmihalyi，1990）。**心流（flow）**是一种积极的心理状态，是由完全沉浸在挑战与自己的能力相匹配的作业中产生的。

参与者还认识到，由于作业与一个人的过去经历息息相关，因此它是有意义的，但由于作业与现在的

联系，它同样也被认为是有价值的。最后，参与者认识到对活动采取灵活态度的重要性。这种态度可能间接地影响特定作业中体验到的意义程度。

作业是推动人们前进的动力

在华盛顿西雅图市举办的第 73 届美国作业治疗协会（American Occupational Therapy Association）年会上，佛罗伦萨·克拉克（Florence Clark，1993）在其 Eleanor Clarke Slagle 讲座中描述了作业故事讲述和作业故事创作的技巧。**作业故事讲述**是客户通过作业的视角进行叙述分享他或她的生活过程，而**作业故事创作**则是参与者和作业治疗师合作创造未来可以实施的连续的生活叙事的过程。这些治疗技巧以简化和修饰的形式融入生活方式重塑方案中（有关此方法的详细论述来源包括 Clark，1993；Clark、Ennevor 和 Richardson，1996）。表 4.1. 概述了关键概念。

表4.1.　作业故事讲述和作业故事创作技术基础理论

技术	作业故事讲述	作业故事创作
合作	唤起作业故事	作业辅导 ● 鼓励积极重制 ● 提供作业策略 ● 重申和标记进步
建立同理心	分析与综合 ● 时间 ● 价值	唤起洞察力（问题和解决）
包含一般内容	● 联合任务与自我利益互动显示 ● 确定并满足团队的规范及目标	开阔日常生活活动的视野 ● 处理情绪 ● 友谊和亲密关系 ● 作业的象征维度
倾听		想象重建
反应		文化场所

简而言之，该方法始于治疗师和服务对象采取开放的态度，以发现彼此在与老化、健康和作业有关的问题上的观点或立场。目的是让每个人通过了解其他人的观点而发生转变。这个过程使治疗师能够洞悉参与者作为作业存在的身份。接下来，治疗师会鼓励参与者述说自己童年的故事，以及直到成人面试时的作业（作业故事讲述）。最后，治疗师和参与者创作一个他们将在未来实施的故事。该故事将丰富参与者作为作业存在的经历，并促成他们采取健康的生活方式。

在作业故事创作或作业故事讲述的初稿（由 Clark 描述，1993）和修订稿（在生活方式重塑方案中使用）中，作业是推动人们前进的动力。在作业故事创作的过程中，要决定下一周将采取行动的过程。然后，在充满活动的世界中，其经验将会发生转变，并为下一周的行动制订新的计划。通过这种方式，逐渐成长、习得技能，自我感受发生改变（图 4.1.）。本质上，生活似乎正在前进而不是停滞。

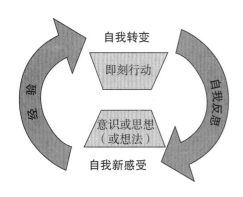

图 4.1.　生活方式重塑的转变过程

作业故事讲述和作业故事创作利用了作业与叙事之间的递归关系（即，根据一个演变的、连贯的情节来设置一个人生活中看似孤立的情节；Price-Lackey & Cashman，1996）。通过叙事，生活事件在前移情节的背景下变得有意义。我们有这样的感觉：一个人的生活随着目的和方向而展开。相应地，从事作业又提供了一种深刻的体验，可以揭示参与者自我更新的方面。作业经验可以促使人们修正自己的生活故事和自我形象。然而，人们如何构建生活史（或故事）将影响未来的作业选择。在生活方式重塑方案中，我们逐渐意识到，由于作业与叙事之间存在递归关系，因而作业是推动参与者前进到更高挑战和成就水平的动力。

尽管生活方式重塑方案遵循了作业故事讲述和作业故事创作的一般原则，但该方法在小组环境下有所简略。当故事在小组环境中共享和实施时，这有助于参与者"退后、远观并想象新的选择"（Belenky 等，1997，p. 90），并在更多层面分析个体不足带来的各种状况（Belenky 等，1997）。此外，做故事和讲故事的小组环境在参与者之间产生了同理心和纽带。

主动应对是一种获得性技巧，可以积极影响身心健康

当面对困难或应激性生活事件时，个人表现出几种不同的应对方式。**主动应对**是首选反应，包括直接通过计划和行动来面对问题（Carver、Scheier 和 Weintraub，1989；Heckhausen 和 Schulz，1995；Schulz 和 Heckhausen，1996）。生活方式重塑方案通过帮助参与者确定压力源，同时制订应对压力状况的关键策略来教授主动应对方法（见模块 4 "压力和应激反应管理"，以更深入地讨论压力和应对机制）。由于主动应对可以使其在众多生活领域中选择更能促进健康的活动，因此 USC 健康老年人研究（USC Well Elderly Studies）使用 COPE 清单（Carver 等，1989）评测了作为中介机制的应对反应（见第五章，"结果和补偿"，以获取 USC 健康老年人研究中使用的成果指标的完整列表）。

小结

生活方式重塑方案的成功在于帮助参与者获得有关作业与健康和快乐之间关系的知识，教会他们应用作业自我分析，鼓励他们采取小步骤克服承担风险的恐惧，并在持续进行的促进健康的生活习惯中使用前期步骤中成功获得的技巧。通过使用渐进的叠加法，参与者形成新的审视自我的方式，以及其对自己的未来生活产生积极影响的潜力。

参考文献

Applegate, J. S., & Bonovitz, J. M. (1995). *The facilitating partnership: A Winnicottian approach for social workers and other helping professionals.* Northvale, NJ: Aronson.

Belenky, M. F., Bond, L. A., & Weinstock, J. S. (1997). *A tradition that has no name: Nurturing the development of people, families, and communities.* New York: Basic Books.

Bender, M., Norris, A., & Bauckham, P. (1991). *Groupwork with the elderly: Principles and practice.* Oxon, England: Winslow Press.

Borg, B., & Bruce, M. G. (1991). *The group system: The therapeutic activity group in occupational therapy.* Thorofare, NJ: Slack.

Brabender, V. M., Smolar, A. I., & Fallon, A. E. (2004). *Essentials of group therapy* (Vol. 29). Hoboken, NJ: John Wiley & Sons.

Brown, R. (1988). *Group processes: Dynamics within and between groups.* Oxford, England: Basil Blackwell.

Bruce, M., & Borg, B. (1993). *Psychosocial occupational therapy: Frames of reference for intervention* (2nd ed.). Thorofare, NJ: Slack.

Burnside, I. M. (1978). *Working with the elderly: Group process and techniques.* North Scituate, MA: Duxbury.

Carlson, M., Fanchiang, S., Zemke, R., & Clark, F. (1996). A metaanalysis of the effectiveness of occupational therapy for older persons. *American Journal of Occupational Therapy, 50,* 89–98. http://dx.doi.org/10.5014/ajot.50.2.89

Carver, C. S., Scheier, M. F., & Weintraub, J. K. (1989). Assessing coping strategies: A theoretically based approach. *Journal of Personality and Social Psychology, 56*(2), 267–283.

Clark, F. A. (1993). Occupation embedded in a real life: Interweaving occupational science and occupational therapy [Eleanor Clarke Slagle Lecture]. *American Journal of Occupational Therapy, 47,* 1067–1078. http://dx.doi.org/10.5014/ajot.47.12.1067

Clark, F., Carlson, M., Zemke, R., Frank, G., Patterson, K., Ennevor, B. L., . . . Lipson, L. (1996). Life domains and adaptive strategies of a group of low-income well older adults. *American Journal of Occupational Therapy, 50,* 99–108. http://dx.doi.org/10.5014/ajot.50.2.99

Clark, F., Ennevor, B. L., & Richardson, P. L. (1996). A grounded theory of techniques for occupational storytelling and occupational storymaking. In R. Zemke & F. Clark (Eds.), *Occupational science: The evolving discipline* (pp. 373–392). Philadelphia: F.A. Davis.

Cole, M. B. (1998). *Group dynamics in occupational therapy: The theoretical basis and practice application of group treatment* (2nd ed.). Thorofare, NJ: Slack.

Corey, G. (2012). *Theory and practice of group counseling.* Belmont, CA: Cengage Learning.

Csikszentmihalyi, M. (1990). *Flow: The psychology of optimal experience.* New York: Harper & Row.

Experience. (n.d.). In *Merriam-Webster's online dictionary.* Retrieved from http://www.merriam-webster.com/dictionary/experience

Flavell, J. H. (1988). The development of children's knowledge about the mind: From cognitive connections to mental representations. In J. Astington, P. Harris, & D. R. Olson (Eds.), *Developing theories of mind.* Cambridge, England: Cambridge University Press.

Frankl, V. (1969). *The will to meaning.* New York: World Publishing.

Heckhausen, J., & Schulz, R. (1995). A life-span theory of control. *Psychological Review, 102,* 284–304.

Howe, M. C., & Schwartzberg, S. L. (1995). *A functional approach to group work in occupational therapy* (2nd ed.). Philadelphia: Lippincott.

Jackson, J., Carlson, M., Mandel, D., Zemke, R., & Clark, F. (1998). Occupation in lifestyle redesign: The Well Elderly Study occupational therapy program. *American Journal of Occupational Therapy, 52,* 326–336. http://dx.doi.org/10.5014/ajot.52.5.326

Kolb, D. A., Boyatzis, R. E., & Mainemelis, C. (2001). Experiential learning theory: Previous research and new directions. *Perspectives on Thinking, Learning, and Cognitive Styles, 1,* 227–247.

Kolb, A. Y., & Kolb, D. A. (2005). Learning styles and learning spaces: Enhancing experiential learning in higher education. *Academy of Management Learning and Education, 4*(2), 193–212.

Lave, J., & Wenger, E. (1991). *Situated learning: Legitimate peripheral participation.* Cambridge, England: Cambridge University.

Mandel, D. (Producer), & Roy, B. (Director). (1995). *I CAN* [Film]. (Available from USC Division of Occupational Science and Occupational Therapy, 1540 Alcazar Street, CHP-133, Los Angeles, CA 90033)

Maslow, A. H. (1987). *Motivation and personality* (3rd ed.). New York: Harper & Row.

McAdams, D. P. (1993). *The stories we live by: Personal myths and the making of the self.* New York: William Morrow.

Price-Lackey, P., & Cashman, J. (1996). Jenny's story: Reinventing oneself through occupation and narrative configuration. *American Journal of Occupational Therapy, 50,* 306–314. http://dx.doi.org/10.5014/ajot.50.4.306

Reich, J. W., & Zautra, A. J. (1991). Analyzing the trait of routinization in older adults. *International Journal of Aging and Human Development, 32,* 161–180.

Rogers, C. R. (1980). *A way of being.* Boston: Houghton Mifflin.

Schulz, R., & Heckhausen, J. (1996). A life span model of successful aging. *American Psychologist, 51,* 702–714.

Schwartzberg, S. L. (1998). Group process. In M. E. Neistadt & E. B. Crepeau (Eds.), *Willard and Spackman's occupational therapy* (pp. 120–131). Philadelphia: Lippincott.

Toseland, R. W. (1995). *Group work with the elderly and family caregivers.* New York: Springer.

Wilcox, R., Carlson, M., Azen, S., & Clark, F. (2012). Avoid lost discoveries, because of violations of standard assumptions, by using modern robust statistical methods. *Journal of Clinical Epidemiology, 66,* 319–329. http://dx.doi.org/10.1016/j.jclinepi.2012.09.003

Yalom, I. D. (1983). *Inpatient group psychotherapy.* New York: Basic Books.

第五章　结果和补偿

赵思淇 译　王 翠　王宁华 审校

当从业人员理解了生活方式重塑的基本概念，如何进行需求评估，以及实施干预治疗的操作流程后，他们可以把注意力放在量化结果和获得补偿上。本章概述了第一项和第二项南加州大学（USC）健康老年人研究的测试结果，包括主要测试结果和对评估调节机制测量的描述。此外，本章还讨论了生活方式重塑方案潜在的补偿策略，包括可用于支持实施老年人健康促进和预防计划的数据概述。

健康老年人研究结果

第一项 USC 健康老年人研究使用了五种结果测量方法来评估作业治疗干预的效果，其中显示出最佳结果的评估方法是 RAND 36 项健康状况调查表（RAND SF-36；Hays、Sherbourne 和 Mazel，1993；Ware、Kosinski 和 Keller，1994；Ware，Sherbourne，1992）。与其他功能评估相比，RAND SF-36 在较高的功能水平上具有更好的鉴别功能，因此适合用于评估可以独立生活的老年人。

第二项 USC 健康老年人研究使用了六种主要结果测量方法和另外七种测试来检验调节机制（见框5.1.；Clark 等，2012；Jackson 等，2009）。接下来讨论这些测试结果的某些特征。关于测试结果的综合性概述，请参阅《作业治疗的干预、效果和结果》（Interventions, Effects and Outcomes in Occupational Therapy）（Law 和 McColl，2010）和《Asher 作业治疗评估工具：作业治疗的注释索引》（Asher's Occupational Therapy Assessment Tools: An Annotated Index for Occupational Therapy）（第 4 版，2014）。

RAND SF-36/SF-36v2

RAND SF-36 是与健康相关的生活质量（health-related quality of life，HRQOL）自我报告测试，旨在从用户的角度有效地评估健康状况（展示 5.1.）。这一工具反映了从医疗保健向保持健康和有效功能的转变。并且人们越来越认识到，想要实现这一目标，需要获得用户对疾病和治疗的经验（McHorney、Ware和 Raczek，1993）。除了简短而有效之外，RAND SF-36 的另一个优点是它是一项标准化的一般健康状况调查，可以对疾病类别和健康状况进行比较（Hays和 Morales，2001）。

RAND SF-36 是一种自我报告式调查，可由用户个人完成，或者通过邮件或采访方式完成。表5.1. 列出了 RAND SF-36 的使用范围。一些没有涵盖在 RAND SF-36 中与健康相关的领域包括性功能障碍、睡眠障碍和家庭困境（Ware 和 Sherbourne，1992）。这些领域可以通过更全面的评估方法来覆盖，如疾病影响概况（SIP，136 项；Bergner、Bobbitt、Carter 和 Gilson，1981）。

在第二项 USC 健康老年人研究中，使用了更新版本的 RAND SF-36。新版本称为 SF-36v2，以纠正原版本中发现的缺陷（Ware 等，2000）。改进包括：

- 简化说明和问卷项目。
- 改进布局，以减少回答的遗漏。
- 可在更大的范围内进行翻译和适用，具有更高的可比性。
- 在两个角色功能量表中的七个项目中使用五级选项（代替两级选项）。

主要测试方法

- SF-36v2® 健康调查（SF-36v2® Health Survey, Ware, Kosinski, Dewey, 2000）
- 生活满意度指数Z（Life Satisfaction Index-Z）（Wood, Wylie, Sheafor, 1969）
- 流行病学研究中心（Center for Epidemiologic Studies, CES）抑郁量表（Depression Scale）（Radloff, 1977）
- 阿尔茨海默病登记机构（Consortium to Establish a Registry for Alzheimer's Disease, CERAD）单词列表记忆任务（Word List Memory Task）（Welsh等, 1994）
- 选择性注意（Selective Attention）（Lupien, Lecours, Lussier, Schwartz, Nair, Meaney, 1994）
- 韦氏成人智力量表修订版的数字符号替代任务（Digit Symbol Substitution Task of the Weschler Adult Intelligence Scale-Revised）（Weschler, 1981）

调解机制的测试

- 唾液生物标志物
- 血压
- 有意义活动的参与评估（Meaningful Activity Participation Assessment, MAPA）；（Eakman, Carlson, Clark, 2010）
- 活动意义个人评价（Activity Significance Personal Evaluation, ASPEn）表（Mallinson等, 2014）
- COPE量表（COPE Inventory）（Carver, Scheier, Weintraub, 1989）
- 人际支持评估表（Interpersonal Support Evaluation List, ISEL）（Cohen、Mermelstien、Kamarck和Hoberman, 1985）
- 感知控制（Perceived Control）（Eizenman、Nesselroade, Featherman, Rowe, 1997）

- 在精神健康（mental health, MH）和活力（vitality, VT）量表中使用五级选项（代替六级选项）。

在第一项和第二项USC健康老年人研究中，RAND SF-36和SF-36v2作为测量方法效果良好，因为它们显示出对独立生活老年人功能水平较高的敏感性。表5.2.总结了SF-36评测工具的优点和缺点。

生活满意度指数-Z

在第一项USC健康老年人研究中使用功能状态问卷（Jette和Cleary, 1987）进行主观幸福感评估。然而，问卷具有天花板效应，无法有效区分较高功能水平的参与者。因此，在第一项和第二项USC健康老年人研究中还使用了另一种工具——生活满意度指数-Z（Wood等, 1969）来检测生活方式的改变对主观幸福感的影响。生活满意度指数-Z是专门为老年人设计的一项测试，包含13个项目。

流行病学研究中心（CES）抑郁量表

在第一项和第二项USC健康老年人研究中使用CES抑郁量表评估抑郁症状（Radloff, 1977）。这个简短的自评量表旨在测量一般人群的抑郁症状。在第二项USC健康老年人研究中，通过CES抑郁量表发现了重要结果。然而，在第一项USC健康老年人研究中，由于地板效应的存在，使得获得组间显著差异的能力大打折扣。

认知结果评测

在第二项USC健康老年人研究中，用单词列表记忆任务对瞬时回忆、延迟回忆和识别进行了评测。单词列表记忆任务是一个标准化工具，由阿尔茨海默病登记机构（CERAD）创制。尽管CERAD单词列表记忆任务通常用于痴呆患者，但用于没有痴呆的成年人时也是可靠和有效的（Welsh等, 1994）。

另一项认知结果测试为选择性注意，在第二项USC健康老年人研究中是通过计算机版视觉搜索任务（Lupien等, 1994）的平均反应时间来评估。研究表明，这项评测对个体选择性注意的差异非常敏感。视觉搜索任务得分越低，表明参与者的认知功

展示5.1. RAND SF-36[*]的示例问题和回答

	是，限制很多	是，有一点	不，完全不限制			
1. 目前您的健康状况是否限制您：						
● 中等量的活动，如移动桌子、推吸尘器、打保龄球或高尔夫球	O	O	O			
● 屈曲、跪着或弯腰	O	O	O			
	全部时间	大多数时间	很多时间	一些时间	一点点时间	没有时间
2. 过去4周中有多少时间						
● 您感到精神充沛	O	O	O	O	O	O
● 您感到非常紧张	O	O	O	O	O	O
● 您感到疲倦	O	O	O	O	O	O

注：* 这项测试由 RAND 创制，是医疗研究结果的一部分，允许使用。

表5.1. RAND SF-36维度

维度	项目数量
一般健康	5
心理健康	5
生理功能	10
社会功能	2
由于躯体健康问题导致的角色受限 生理健康问题	4
由于情绪问题导致的角色受限	3
躯体疼痛	2
活力	4

表5.2. RAND SF-36和SF-36v2的优点和缺点

优点	缺点
● 自我评测 ● 简短 ● 普适性（非特定疾病） ● 多维度 ● 认可度高 ● 某些应用下的有效性和可靠性 ● 衡量功能能力和对角色表现的影响	● 可能无法评价所有关注的领域 ● 可能在高功能人群中存在天花板效应 ● 可能在患有严重疾病的患者中存在地板效应

能越强。

精神运动速度是第二项 USC 健康老年人研究中最后一个认知测试方面，是通过韦氏成人智力量表修订版（Weschler，1981）中的数字符号替代任务进行评估的。选择这个量表是因为它具有评测一般认知能力和身体健康的能力。

加拿大作业表现测试

尽管加拿大作业表现测试（Canadian Occupational Performance Measure，COPM）（Law，Baptiste，McColl，Carswell，Polatajko，Pollock，2005）不是健康老年人研究选用的评测方法，但它是评测个体结果的合适替代方法，容易检测生活方式重塑方案的积极效益。COPM 是在作业表现水平评估用户的实践和功能。评估包括对用户进行作业活动访谈，确定问题所在（与治疗师共同确定）。首先，用户以 1～10 的等级对所有确定问题的重要性进行评估。此外，也会用 1～10 的等级对其执行所确定活动的能力进行评估，然后对其活动表现的满意度进行评估。表 5.3. 列出了 COPM 的优缺点。

确定的问题成为作业治疗的目标和重点，从用户评估为最重要的部分开始。在重新评估时，将表现和满意度得分与初始得分进行比较。COPM 评估了自理、生产能力和休闲，并建议在这些方面开展活动，但鼓励施测人员仅将这些活动用作指导。因此，COPM 对于患者的生活、需求和价值观具有高度个性化的特性。COPM 已被证实可以真实可靠地评估作业表现的变化（Carswell、McColl、Baptiste、Law、Polatajko 和 Pollock，2004）。COPM 的优点是它可以直接针对作业表现，并提供数值用于分析。欲获得 COPM 的完整信息，请与加拿大安大略省多伦多作业治疗师协会联系，或参加 ATOA 年会中 COPM 学习班获取测试手册。

院时的满意度以及随访的评估过程。表现不足的领域成为制订适当和相关目标达成量表的基础。GAS 评分使对比患者在治疗前后的表现以及患者之间的对比成为可能。

表5.3. COPM的优缺点

优点	缺点
<li>从用户视角指导过程</li><li>直接评估作业</li><li>处理用户重要的目标</li><li>要求施测人员与患者的合作</li><li>可量化的结果</li>	<li>比较两个或多个用户的结果时，数值可能无法反映出能力或满意度的同等程度的变化</li>

目标达成量表

目标达成量表（Goal Attainment Scale，GAS）（Ottenbacher，Cusick，1990）是另一种记录生活方式重塑方案结果的实用方法。这一测量为作业治疗的变化提供了标准化数据，以便在各种障碍和不同的治疗方法中比较变化。GAS 包括"五个不重叠的具体可视化目标行为等级"（Trombly、Radomski 和 Shold Davis，1998，p.812），可在每个等级上提高功能。这些行为与患者和施测人员共同建立的目标有关。这些等级被编码为 –2、–1、0、+1 和 +2 级。–1 级反映了治疗开始时的功能水平，0 级表示出院时预期的行为水平。已发现这种方法作为评估作业治疗干预是有效和可靠的（Malec、Smigielski 和 DePompolo，1991）。表 5.4. 展示了 GAS 的优缺点。

表5.4. GAS的优缺点

优点	缺点
<li>能够测量作业治疗干预特有的变化</li><li>标准化评分可以比较不同用户的结果</li>	<li>较难为每个问题制定五个清晰、具体、可观察的相关行为</li><li>级别之间功能的绝对增长可能会有所不同，而不是由 –1、0、+1 建议的分布均匀</li><li>在不同使用者之间，同一级别代表的用户功能实际增长可能会有所不同</li>

Trombly 及其同事（1998）结合了 COPM 和 GAS 方法来评估成人创伤性脑损伤患者自我目标的实现情况。COPM 用于识别出参与者所关注的功能作业表现，受试者完成了对这些领域的重要性、能力、入院和出

补偿

有许多策略可用于为生活方式重塑方案获取补偿。首先，USC 健康老年人研究将成为寻找资金的有用工具。这些研究不仅证明了该项目的有效性，还表明该结果具有可持续性和高性价比（Hay 等，2002）。由于成本划算，生活方式重塑方案使执行者可以进行以作业为中心的实践，并保持人文价值（Burke 和 Cassidy，1991）。

除了来自 USC 健康老年人研究的数据外，寻求补偿的执行者还应该了解以老年人生活方式为中心的项目实施的统计数据。例如，到 2050 年，美国预计老年人口的数量会增加一倍以上，从 2010 年的 4020 万增加到 8850 万（Vincent 和 Velkoff，2012）。每年都有更多的人活得更长，但生活不一定是高质量的。许多老年人有长期残障。研究表明这一趋势并没有减弱（Crimmins、Hayward 和 Saito，1994），预防是应对这一问题的最佳策略。

USC 健康老年人研究表明生活方式重塑方案可以提高生活质量或减缓健康状况的下降，并有助于保持老年人的独立性（Clark 等，1997，2012）。这些研究与更好地理解和促进成功老龄化相吻合（Carlson、Clark 和 Young，1998；Ory 和 Cox，1994；Rowe 和 Kahn，1998）。越来越多的退休社区正在发展健康项目和健身中心，通过管理式护理措施促进预防和健康，因为他们意识到保持人们健康的成本低于长期护理。作业治疗和生活方式重塑方案是对这一日益增长的需求的及时回应。

额外的资金补偿建议和策略包括：

- 从管理式医疗系统寻求资金，用于健康教育。
- 寻求公共和私人赠款，为社区设置生活方式重塑方案提供资金。
- 向可能希望生活方式个性化的消费者开放私人客户端，以满足他们的具体需求。

- 使用改良的生活方式重塑方法，将当前的个体化治疗转变为小组治疗。
- 请记住，医疗保险 B 部分目前涵盖了针对特定预防措施的作业治疗服务（如糖尿病患者自我管理培训，这非常适合改良版的生活方式重塑）。此外，医疗保险 B 部分包括维持功能的指导原则，医生可以为日常生活技能活动的恢复制订治疗方法，也可以为最多包含 4 人的小组治疗提供指导，包括个体目标及小组目标。
- 与可能决定重新分配流动资金的领导和管理人员探讨 USC 健康老年人研究，让他们在有新资金注入时关照该研究，并努力落实资金支持。

小结

在第一项和第二项 USC 健康老年人研究中使用了几种结果测量方法。RAND SF-36 或 SF-36v2® 是一种广泛认可的对健康相关生活质量（HRQOL）的评估，在评估医疗和治疗方案的效果时使用。患者对功能和整体幸福感的自我评价是可靠的，主要评估日常生活中的挑战，如参与 USC 健康老年人研究。RAND SF-36 和 SF-36v2 特别适合评估第一项和第二项 USC 健康老年人研究中的特定人群。尽管这些老年人中有许多人存在功能缺陷，但他们在日常生活的基本活动中都是独立的（Clark 等，1997）。COPM、GAS、生活满意度指数 -Z 和 CES 抑郁量表是临床上检测生活方式重塑成果的潜在替代方法。

USC 健康老年人研究统计学数据除了展示出健康促进生活方式改变对老年人的重要意义外，还可以为生活方式重塑方案的资金获得提供有力的数据依据。资金来源可以包括公共和私人赠款、管理式医疗体系和私人客户。

自从第一项和第二项 USC 健康老年人研究的结果发表以来，研究人员已收到数百份请求，希望获取更多生活方式重塑方案的信息，并要求重复进行该项研究。作业治疗从业者、物理治疗师和医师都对此表示了兴趣。我们鼓励读者与同事、管理人员探讨 USC 老年健康生活的研究，不仅是因为他们有可能在资金方面提供帮助，也表明执行者渴望对生活方式重塑方案

有更多的了解。

参考文献

Asher, I. E. (Ed.). (2014). *Asher's occupational therapy assessment tools: An annotated index for occupational therapy* (4th ed.). Bethesda, MD: AOTA Press.

Bergner, M., Bobbitt, R. A., Carter, W. B., & Gilson, B. S. (1981). The Sickness Impact Profile: Validation of a health status measure. *Medical Care, 14,* 57–70.

Burke, J. P., & Cassidy, J. C. (1991). Disparity between reimbursement-driven practice and humanistic values of occupational therapy. *American Journal of Occupational Therapy, 45,* 173–176. http://dx.doi.org/10.5014/ajot.45.2.173

Carlson, M., Clark, F., & Young, B. (1998). Practical contributions of occupational science to the art of successful aging: How to sculpt a meaningful life in older adulthood. *Journal of Occupational Science, 5,* 107–118.

Carswell, A., McColl, M. A., Baptiste, S., Law, M., Polatajko, H., & Pollock, N. (2004). The Canadian Occupational Performance Measure: A research and clinical literature review. *Canadian Journal of Occupational Therapy, 71*(4), 210–222.

Carver, C. S., Scheier, M. F., & Weintraub, J. K. (1989). Assessing coping strategies: A theoretically based approach. *Journal of Personality and Social Psychology, 56*(2), 267–283.

Clark, F., Azen, S., Zemke, R., Jackson, J., Carlson, M., Mandel, D., . . . Lipson, L. (1997). Occupational therapy for independent-living older adults: A randomized controlled trial. *Journal of the American Medical Association, 278,* 1321–1326.

Clark, F., Jackson, J., Carlson, M., Chou, C. P., Cherry, B. J., Jordan-Marsh, M., & Azen, S. P. (2012). Effectiveness of a lifestyle intervention in promoting the well-being of independently living older people: Results of the Well Elderly 2 randomised controlled trial. *Journal of Epidemiology and Community Health, 66,* 782–790. http://dx.doi.org/10.1136/jech.2009.099754

Cohen, S., Mermelstein, R., Kamarck, T., & Hoberman, H. M. (1985). Measuring the functional components of social support. In I. G. Sarason & B. R. Sarason (Eds.), *Social support: Theory, research and applications* (pp. 73–94). Dordrecht, Netherlands: Martinus Nijhoff.

Crimmins, E. M., Hayward, M. D., & Saito, Y. (1994). Changing mortality and morbidity rates and the health status and life expectancy of the older population. *Demography, 31,* 159–175.

Eakman, A., Carlson, M., & Clark, F. (2010). The Meaningful Activity Participation Assessment: A measure of engagement in personally valued activities. *International Journal of Aging and Human Development, 70*(4),

299–317.

Eizenman, D. R., Nesselroade, J. R., Featherman, D. L., & Rowe, J. W. (1997). Intraindividual variability in perceived control in an older sample: The MacArthur successful aging studies. *Psychology and Aging, 12*(3), 489–502.

Hay, J., LaBree, L., Luo, R., Clark, F., Carlson, M., Mandel, D., . . . Azen, S. (2002). Cost-effectiveness of preventive occupational therapy for independent-living older adults. *Journal of the American Geriatric Society, 50*, 1381–1388.

Hays, R. D., & Morales, L. S. (2001). The RAND–36 measure of health-related quality of life. *Annals of Medicine, 33*(5), 350–357.

Hays, R. D., Sherbourne, C. D., & Mazel, R. M. (1993). The RAND 36–Item Health Survey 1.0. *Health Economy, 2,* 217–227.

Jackson, J., Mandel, D., Blanchard, J., Carlson, M., Cherry, B., Azen, S., . . . Clark, F. (2009). Confronting challenges in intervention research with ethnically diverse older adults: The USC Well Elderly II Trial. *Clinical Trials, 6*(1), 90–101. http://dx.doi.org/10.1177/1740774508101191. PMCID: PMC3073495

Jette, A. M., & Cleary, P. D. (1987). Functional disability assessment. *Physical Therapy, 67,* 1854–1859.

Law, M., Baptiste, S., McColl, M. A., Carswell, A., Polatajko, H., & Pollock, N. (2005). *Canadian Occupational Performance Measure* (4th ed.). Toronto, Ontario: Canadian Association of Occupational Therapists.

Law, M., & McColl, M. A. (2010). *Interventions, effects, and outcomes in occupational therapy: Adults and older adults.* Thorofare, NJ: Slack.

Lupien, S., Lecours, A. R., Lussier, I., Schwartz, G., Nair, N. P., & Meaney, M. J. (1994). Basal cortisol levels and cognitive deficits in human aging. *Journal of Neuroscience, 14*(5), 2893–2903.

Malec, J. F., Smigielski, J. S., & DePompolo, R. W. (1991). Goal Attainment Scaling and outcome measurement in postacute brain injury rehabilitation. *Archives of Physical Medicine and Rehabilitation, 72,* 138–143.

Mallinson, T., Niemiec, S. L. S., Carlson, M., Leland, N., Vigen, C., Blanchard, J., & Clark, F. (2014). Development and validation of the Activity Significance Personal Evaluation (ASPEn) scale. *Australian Occupational Therapy Journal, 61,* 384–393. http://dx.doi.org/10.1111/1440–1630.12155

McHorney, C. A., Ware, J. E., & Raczek, A. E. (1993). The MOS 36–Item Short Form Health Survey (SF–36): II. Psychometric and clinical tests of validity in measuring physical and mental health constructs. *Medical Care, 31,* 247–263.

Ory, M. G., & Cox, D. M. (1994). Forging ahead: Linking health and behavior to improve quality of life in older people. *Social Indicators Research, 33,* 89–120.

Ottenbacher, K. J., & Cusick, A. (1990). Goal Attainment Scaling as a method of clinical service evaluation. *American Journal of Occupational Therapy, 44,* 519–525. http://dx.doi.org/10.5014/ajot.44.6.519

Radloff, L. (1977). The CES–D Scale: A self-report depression scale for research in the general population. *Applied Psychological Measures, 1,* 385–401.

Rowe, J. W., & Kahn, R. L. (1998). *Successful aging.* New York: Pantheon Books.

Trombly, C. A., Radomski, M. V., & Shold Davis, E. (1998). Achievement of self-identified goals by adults with traumatic brain injury: Phase I. *American Journal of Occupational Therapy, 52,* 810–818. http://dx.doi.org/10.5014/ajot.52.10.810

Vincent, G. K., & Velkoff, V. A. (2012). *Current population reports: The next four decades. The older population in the United States: 2010–2050.* Washington, D.C.: U.S. Department of Commerce, U.S. Census Bureau. http://www.census.gov/prod/2010pubs/p25-1138.pdf

Ware, J. E., Kosinski, M., & Dewey J. E. (2000). *How to score version two of the SF–36® Health Survey.* Lincoln, RI: QualityMetric.

Ware, J. E., Kosinski, M., & Keller, S. K. (1994). *SF–36 Physical and Mental Health Summary Scales: A user's manual.* Boston: Health Institute, New England Medical Center.

Ware, J. E., & Sherbourne, C. D. (1992). The MOS 36-Item Short-Form Health Survey (SF–36): I. *Medical Care, 30,* 473–483.

Welsh, K. A., Butters, N., Mohs, R. C., Beekly, D., Edland, S., Fillenbaum, G., & Heyman, A. (1994). The Consortium to Establish a Registry for Alzheimer's Disease (CERAD). Part V. A normative study of the neuropsychological battery. *Neurology, 44*(4), 609–614.

Weschler, D. (1981). *WAIS–R: Weschler Adult Intelligence Scale Revised.* New York: Psychological Corporation.

Wood, V., Wylie, M. L., & Sheafor, B. (1969). An analysis of a short self-reported measure of life satisfaction. *Journal of Gerontology, 24,* 465–469.

第二部分

生活方式重塑治疗模块

生活方式重塑治疗模块简介

王　慧　周兆雯 译　杨延砚　周谋望 审校

生活方式重塑方案根据内容分为不同的模块，每个模块的内容均可用于小组治疗或个体化治疗。本章将主要介绍如何应用这些模块。在美国南加州大学健康老年人研究（USC Well Elderly Studies）中，我们主要遵循下列 12 个模块来指导治疗（Clark 等，1997，2012；Jackson 等，1998），其中涉及的主题并非详尽无遗。在实践操作中，可以根据小组成员的兴趣不断生成新的想法和主题，并由作业治疗师来决定每个主题消耗的时长。

- 作业、健康和增龄
- 社区出行、交通和作业
- 长寿的基础：体力、脑力、精神、社会和生产活动
- 压力与应激反应管理
- 膳食与营养
- 时间和作业
- 居家和社区安全
- 关系和作业
- 老有所为
- 医疗保健导览
- 激素、增龄和性生活
- 结束小组治疗

我们预计每个主题所需时长约为 1 个月。所有内容都是融合针对健康和作业活动的认知的手段。由于我们小组的成员在长达 9 个月的时间内相对固定，因而许多参与者在方案结束时已经建立了紧密的联系。因此，我们意识到如何结束这一方案也十分重要。我们建议以庆祝、反思和积极过渡的方式来结束生活方式重塑方案。如果需要，可参考材料示例。

如何使用模块

这些模块的使用比较灵活。作业治疗师应针对不同个体和小组量身定制治疗方案。这种个体化定制的形式才能保证治疗的动态性，最终也才能得到有意义的结果。作业治疗师在整个小组及个体化治疗的过程中，需要引导参与者进行自我作业活动分析。我们将**作业**的概念整合到了每个模块之中。例如，我们不将**人际关系**的概念作为独立话题进行讨论，取而代之的是"人际关系与作业"，让参与者思考两者之间的内在联系。

对每个小组而言，首要步骤是通过集体仪式和角色定位建立起具有凝聚力、安全感和良好关系的氛围。例如，参与者可以协助进行准备工作和结束后的清洁工作。当大家在阐述自己的想法时，可以让其中一位参与者在白板上写下反馈意见。有些参与者可以在基础小组活动或社区外出活动中充当指导者或者助理。

为了保证生活方式重塑方案小组中每一位参与者的学习质量，小组负责人可以根据情况适当修改手册，如增大字体印刷以便于阅读。必要时也可将手册翻译成其他语言。对于某些参与者而言，手册可能并不像讨论或演示的那样有效。因此，当参与者对某个主题提出自己的观点或建议时，可以把他们的想法纳入手册中。我们发现，参与者特别喜欢看到自己的想法或语句被印刷出来。手册不仅认可了他们的观点，也增强了他们对重要信息的记忆。

在本书中还有一些工具能够帮助您观察、计划和实施生活方式重塑方案。第一个是流程图（图Ⅱ.1.），展示了创建和运行方案的具体步骤。此外，我们还提供了一个日程安排范例，来展示在方案实施过程中呈现某个主题的可能方式（表Ⅱ.1.）。最后，我们给出了一个工作计划表，来展现如何组织和设计每周的主题活动（表Ⅱ.2.）。

以下几页列出的模块内容包含各个模块的简介以及可以参考的小组讨论题目和小组活动。讨论题目和活动应能够保证小组工作顺利进展。作业治疗师可以从每个列表中选择内容并将其整合于小组活动中。每个模块中描述的材料范例都可在该模块的最后部分找到。

最后，我们必须提醒您注意，尤其是涉及肢体活动的模块，参与者在参与生活方式重塑方案之前最好出具医疗证明。还有一点也很重要，即治疗师在实施方案伊始以及引入任何新的活动之前都要评估每个参与者的能力和判断水平。

个体化治疗和个体参与计划

个体化治疗的次数对规划、定制和实施针对患者或其健康因素的个体化生活方式重塑方案至关重要，也将影响对参与者最重要的结果。在这些治疗版块中，可以通过定制重要的作业活动计划来增加、恢复或促进那些可以提高参与者的健康和福祉的作业活动。该计划将在治疗结束后继续执行，因为它将扎根于参与者的日常活动中，我们称之为个体参与计划（personal engagement plan，PEP）。

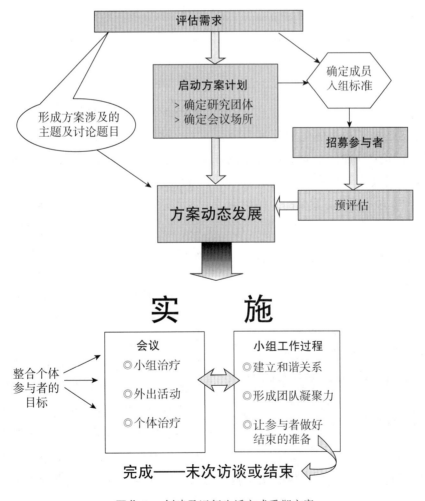

图Ⅱ.1. 创建及运行生活方式重塑方案

表 II.1.　实施生活方式重塑方案的日程安排范例

周	主题	周	主题
1	作业活动、健康和增龄	18	厨房中的适应性设施
2	长寿的基础：不同形式的活动	19	烹饪小组准备工作：食谱与辅具
3	作业活动：时间与精力	20	烹饪并一起用餐
4	外出活动：健康的作业活动	21	居家安全：人体力学、节能降耗与预防跌倒
5	小结：关于作业活动与健康的思考	22	居家辅具和关节保护
6	社区活动介绍：交通和作业活动	23	社区安全：来自警察局的客座讲座
7	社区活动：交通和作业活动——开发资源	24	安全视频及解析
8	外出活动：巴士寻宝游戏	25	外出：融合交通、健康作业活动、营养和安全
9	关于应激反应控制的介绍	26	健康快乐分享会
10	应激反应的处理：激发自身活动性	27	人际关系与作业活动；激素、增龄和性生活
11	外出活动：融合激发自身活动性和交通出行	28	文化意识
12	需要活跃思维的作业活动	29	面对失去
13	活跃思维：精神挑战与游戏	30	外出：文化探寻
14	外出去图书馆：融合交通、压力和应激处理	31	结束：笔记与回顾
15	饮食和营养简介	32	最后一次外出活动
16	营养：客座讲座	33	结束：笔记与回顾
17	解读食品标签	34	毕业式

个体化治疗

生活方式重塑方案是为了从个体化治疗和每周的小组治疗中汲取力量而设计的。小组治疗能够促进社交活动，提供学习机会，帮助参与者获取需求或重要信息。另外，生活方式重塑方案中的个体化治疗可用于：

- 评估参与者对地点的感觉并记录环境中有意义的标志物。
- 强化小组会议的内容。
- 弥补某个参与者错过的会议议题。
- 与想要深入探讨某个题目的参与者进行讨论。
- 针对每个客户或患者的健康危险因素调整干预措施。
- 提供传统的作业治疗干预，如居家安全及风险评估。

建议进行小组治疗的同时，至少提供 5 次个体化治疗。

制订、实施和监控个体参与计划

制订、实施和监控个体参与计划的工作方案的工作记录表单详见附录 B。个体参与计划需根据参与者的态度、需求、喜好、能力、环境设施和限制以及健康状况来定制，包括评估参与者的每日生活状态的方法，以及逐步培养一系列与个体相关、基于态度或活动的、最终影响个人健康的转变的手段。在个体参与计划中会包括一些常见的健康活动的障碍，如竞争需求和动力缺乏，可以通过制订可行性目标来克服。

个体参与计划需要在治疗早期作为小组治疗的一部分介绍给参与人员，并在整个治疗过程中，在个体化治疗时定期回顾。个体化治疗可以完善并及时处理个体参与计划中的问题，最终设计出针对个体的可持续性方案，从而最大限度地提高终身保持健康促进活动的依从性。例如，一名参与者也许经历了出人意料的生活变化，如家庭成员过世或者获得新的工作，这两者都可能需要重新调整健康重心和家庭责任来保持个体健康习惯。在治疗即将结束时，一定要重新审视

表 II. 2. 组织与设计生活方式重塑方案每周活动的工作计划表

生活方式重塑方案：周治疗工作计划表

日期：_____ 周：_____

主题：_____ 讨论题目：_____

作业活动的概念与讨论问题 | 活动

1. 概念：
   问题：

2. 概念：
   问题：

3. 概念：
   问题：

4. 概念：
   问题：

个人目标 | 补充

1.
2.
3.
4.
5.
6.
7.
8.
9.
10.

个体参与计划，并让参与者总结在建立愉快而健康的生活方式上所取得的成就。

在制订和实施个体参与计划的过程中，参与者会经历以下四个阶段：

1．获取与作业活动相关的、能够促进健康和幸福感的知识。

2．制订一份个人清单，涵盖自己的恐惧、作业活动偏好、兴趣和生活目标等（作业活动自我分析）。

3．通过一点一点、逐步承担真实世界中的活动带来的风险来克服恐惧。

4．汇总每一步取得的成果，养成和保持促进健康的日常生活习惯（Carlson、Clark 和 Young，1998）。

小结

本章概述了应用健康老龄治疗模块的方法，介绍了个体化治疗的框架，以及如何制订、实施和监控个体参与计划。小组治疗和个体化治疗都应首先强调提高作业活动与健康的意识，作业治疗师必须根据每个小组的特殊需求调整治疗内容。

参考文献

Carlson, M., Clark, F., & Young, B. (1998). Practical contributions of occupational science to the art of successful aging: How to sculpt a meaningful life in older adulthood. *Journal of Occupational Science, 5*, 107–118. http://dx.doi.org/10.1080/14427591.1998.9686438

Clark, F., Azen, S., Zemke, R., Jackson, J., Carlson, M., Mandel, D., Hay, J.,...Lipson, L. (1997). Occupational therapy for independent-living older adults: A randomized controlled trial. *Journal of the American Medical Association, 278*, 1321–1326.

Clark, F., Jackson, J., Carlson, M., Chou, C. P., Cherry, B. J., Jordan-Marsh, M., & Azen, S. P. (2012). Effectiveness of a lifestyle intervention in promoting the well-being of independently living older people: Results of the Well Elderly 2 randomised controlled trial. *Journal of Epidemiology and Community Health, 66*, 782–790. http://dx.doi.org/10.1136/jech.2009.099754

Jackson, J., Carlson, M., Mandel, D., Zemke, R., & Clark, F. (1998). Occupation in lifestyle redesign: The Well Elderly study occupational therapy program. *American Journal of Occupational Therapy, 52*, 326–336. http://dx.doi.org/10.5014/ajot.52.5.326

模块 1　作业、健康和增龄

张元鸣飞 译　杨延砚　周谋望 审校

1.1.　主题介绍

作业是什么？

生活方式重塑方案的第一步是明确作业（occupation）的定义。许多人把这个词定义为工作（vocation），即带薪就业。我们则扩大了它的范围，并将其应用到老年人的生活中。我们用"作业"这个词来形容我们在日常生活中所进行的"一样一样"的活动（Clark 等，1991，p. 301）。

作为作业治疗师，我们可以用简单而实用的词汇帮助老年人理解作业及其对健康的影响。要让参与者重新设计他们的生活，必须让他们先退后一步，审视、塑造或重塑他们对日常活动的思考。在这一模块中，作业治疗师的目标是利用作业科学中的基本概念来描述作业的含义，明确作业与健康的关系，通过作业活动的自我分析鼓励客户将这些概念应用到自己的生活中。

内稳态、生活习惯和平衡是如何与作业产生关联的？

我们的身体倾向于保持内部环境稳定的状态——内稳态，即一种内部环境化学参数的微妙平衡（Damasio，2010），在受到干扰时会不断尝试恢复到被干扰前的状态。在环境变化的情况下，内稳态可使身体保持平稳的状态（Agus，2011，p. 239）。当我们处于内稳态时，往往会感到一种整体上的幸福感（Damasio，2010）。有时候，个体会把作业作为达到内稳态的一种方式（例如，洗个热水澡来减轻压力）。

生活习惯对内稳态而言至关重要（Agus，2011）。

我们都有一个称为**昼夜节律**的内在生物钟。这一机制决定了我们的睡眠周期、激素平衡和每天 24 小时的体温波动。若想实现全面健康，与身体的昼夜节律保持同步非常重要（Agus，2011）。这意味着要保持有规划的日常作业活动，如睡眠、饮食和锻炼等。打破生活习惯会导致一种压力激素——皮质醇激增，从而对免疫系统以及整体健康产生负面影响（Agus，2011）。

当我们的各项作业活动保持平衡状态，即维持一种常规、健康的生活习惯时，更有可能实现内稳态。一旦我们的日常生活是不可预测的或不平衡的（如工作过多或休息过多），我们的生理、精神和情绪都会受到影响。

1.2.　小组讨论推荐话题

作业是什么？

- 作业是什么？如何将作业分类？
  - 认知活动（如做填字游戏）
  - 体力活动（如散步）
  - 社交活动（如与朋友共进晚餐）
  - 生产活动（如在花园里劳作）
  - 精神层面的活动（如参加宗教仪式）
- 您童年时期的作业是什么？您目前的作业是什么？
- 在过去的几年里，您停止了哪些作业活动？
- 您想重拾这些作业中的哪一项？

- 您最近尝试过哪些以前从未参与过的新的作业活动？
- 您一直想尝试什么作业？

内稳态、生活习惯和平衡是如何与作业产生关联的？

- 您的日常生活习惯有哪些？它是一成不变的吗？它是否满足作业平衡？【✋ 材料 1.A.，"我如何度过我的一天"】
- 您什么时间最有精力去完成各项任务？您典型的能量循环模式是什么？
- 如果您每天多出 2 小时，您会怎么打发时间？
- 退休后您的日常生活习惯有什么变化？

增龄过程对作业有何影响？

- 在变老的过程中，您喜欢的部分是哪些？
- 您在日常生活中面临哪些障碍？
- 变老是如何影响您的作业的？
- 正向调适是如何提高您的作业效率和生活质量的？
- 您如何看待变老？
- 您想如何改变您的环境？（怎样才能创造一个"完美的世界"？）
- 您对您的家做了哪些调整？
- 在应对增龄的过程中，您进行了哪些个人调适？
- 您经历过对老年人的歧视吗？
- 年轻人对增龄过程的了解程度如何？

作业与健康有何关系？

- 什么是健康（如躯体、情感、社会和精神等层面）？
- 您的"健康的乐事"是什么（Ornstein 和 Sobel，1989）？
- 您的"不健康的乐事"是什么？

社区外出活动后，讨论以下事项；

- 外出活动在哪些方面促进了健康？
- 作业活动如何有助于健康？
- 还有哪些作业活动可以促进健康？

1.3.　推荐的活动

作业是什么？

让小组成员完成活动卡片分类第 2 版（Baum 和 Edwards，2008），或展示从杂志或互联网上找到的各种形式的作业活动的图片。

- 要求参与者记录他们目前的爱好、规划和日常作业活动【✋ 材料 1.B.，"日常作业活动和爱好"】。
- 要求小组成员拍摄自己参与的、有代表性的作业活动的照片，并与小组成员分享。

内稳态、生活习惯和平衡是如何与作业产生关联的？

- 【✋ 材料 1.A.，"我如何度过我的一天"】
  - 参与者为每个作业类别（工作、休息、休闲和自理活动）选择一个颜色，根据该类别平均在其一天内占据的时间在空饼图内涂上一块颜色。可以把这张饼图分成若干块来代表一天中的每个小时，或者用每一块代表参与每种作业活动的时间占比（见材料 1.A. 中的范例）。
  - 在小组成员完成材料后，请他们描述自己的饼图。它们是否平衡？是不是所有的颜色和作业都得以体现了？每个参与者的日程安排是否反映了其个人价值观和优先考虑的事情？小组成员可以如何改善他们的日常生活习惯？
- 对于有经济能力的个人，推荐使用能够监测生理信息的低成本科技产品（如腕带）。

增龄过程对作业有何影响？

- 讨论人们关于增龄的误解【✋ 材料 1.C.，"您的年龄智商是多少？"】。
- 进一步讨论相关的健康问题［年龄页（参见年龄页 www.nih.nia.gov/health/ publication）］。
- 请小组成员分享他们在居家环境中采用的适应性改造或策略。
- 请每个小组成员应用美国退休人员协会

（American Association of Retired Persons，AARP）网站（www.aarp.org）上的五个预测测试来评估自己的健康状况。要访问这些测试，可以在 AARP 的网站上搜索"五个挽救您生命的测试"（5 Tests That Could Save Your Life）"，或者访问 http：//www.aarp.org/health/conditions-treatments/info-2014/ tests-that-could-save-your-life.html。

下列问题建议用于个体化治疗或高级别小组治疗：

- 询问参与者是如何组织规划日常作业活动的【✋ 参考材料 1.A.，"我如何度过我的一天"】。
- 视情况鼓励参与者记录下他们每天的作业活动。
- 参与者进行一天不戴手表的挑战。

作业与健康有何关系？

- 创造您自己的"老年健康生活箴言：健康意味着什么？"【✋ 见材料 1.D.，"老年健康生活箴言：健康意味着什么？"】，列出一张健康与不健康作业活动的清单，或者列出您最喜欢的健康语录或家庭疗法。分析哪些作业活动在早上、下午和晚上对健康有益。
  - 以小组为单位，在一次小组治疗或整个治疗过程中创建一个健康板报。收集杂志剪报、图片、短语以及老年人在健康作业活动中完成的艺术作品。您也可以在板报中放上每个参与者的相片。
  - 分享一些与促进健康的作业活动有关的文章，相关话题包括幽默、闲情逸致、压力水平、感觉输入、休闲娱乐或其他活动、选择和个人责任等。

1.4.　作业、健康和增龄的材料

- 材料 1.A. 我如何度过我的一天
- 材料 1.B. 日常作业活动和爱好
- 材料 1.C. 您的年龄智商是多少
- 材料 1.D. 老年健康生活箴言：健康意味着什么？

参考文献

Agus, D. (2011). *The end of illness.* New York: Free Press.

Baum, C. M., & Edwards, D. (2008). *Activity card sort* (2nd ed.). Bethesda, MD: AOTA Press.

Clark, F., Parham, D., Carlson, M. E., Frank, G., Jackson, J., Peirce, D.,...Zemke, R. (1991). Occupational science: Academic innovation in the service of occupational therapy's future. *American Journal of Occupational Therapy, 45,* 300–310. http://dx.doi.org/10.5014/ajot.45.4.300

Damasio, A. (2010). *Self comes to mind: Constructing the conscious brain.* New York: Random House.

Ornstein, R., & Sobel, D. (1989). *Healthy pleasures.* Reading, MA: Addison-Wesley.

材料 1.A. 我如何度过我的一天

提示：为每个作业类别（工作、休息、休闲和自理活动）选择一种颜色，根据该类别平均在一天内占据的时间在空饼图内涂上一块颜色。

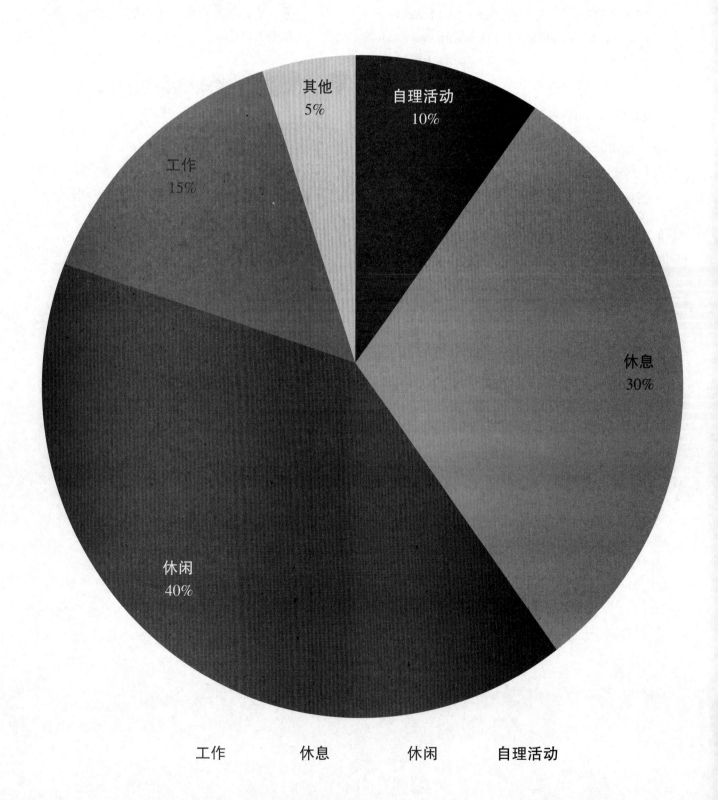

工作　　　休息　　　休闲　　　自理活动

我如何度过我的一天

工作　　　　休息　　　　休闲　　　　自理活动

材料 1.B.　日常作业活动和爱好

提示： 在下面的空白图形内写下您现有的爱好、规划和日常作业活动。

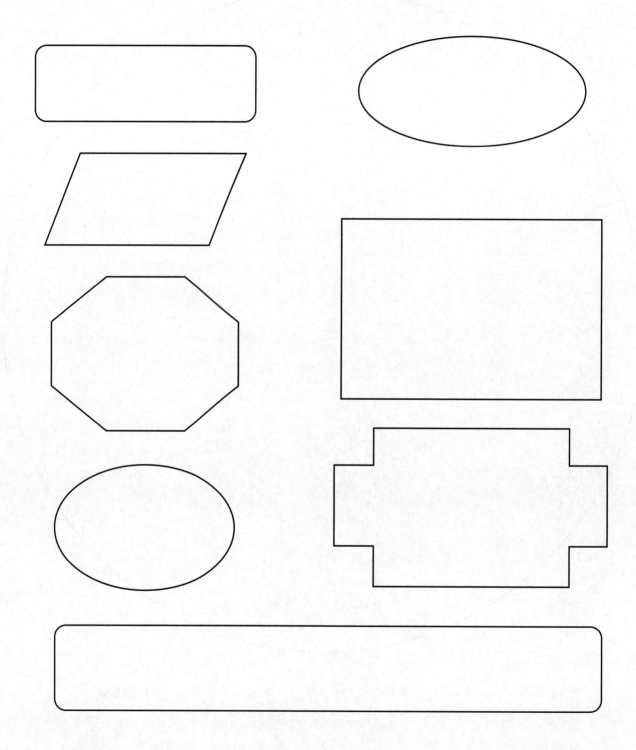

材料 1.C.　您的年龄智商是多少？

提示：关于变老，我们都自认为了解得很多。但是，什么是正常的增龄过程呢？亲自测一测，看看您知道些什么。当您完成之后，可以对比一下您的答案与正确答案。

1．以下哪个年龄组是美国人口增长最快的年龄组之一？

    a. 年龄小于 5 岁的婴幼儿

    b. 15 ~ 19 岁的青少年

    c. 85 岁以上人群

2．65 岁的人锻炼是否太老了？　是　/　否

3．男人会得骨质疏松吗？　是　/　否

4．女性需要担心心脏病吗？　是　/　否

5．即使某个老年人一生都在吸烟，戒烟也是有意义的。　正　/　误

6．2006 年，心脏病是造成人类死亡的第一位死因，第二位是什么？

    a. 卒中及相关疾病

    b. 慢性呼吸道疾病，如慢性支气管炎、肺气肿和哮喘

    c. 癌症

7．白内障手术能改善视力吗？　是　/　否

8．人到了一定年龄就应该停止开车吗？　是　/　否

9．抑郁症对老年人来说是不正常的，看起来意志消沉的人可能需要去看医生。　正　/　误

10．一个人年龄越大，需要的睡眠时间就越少。　正　/　误

11．健忘及轻微的意识错乱可能来自多种原因，不一定是阿尔茨海默病。　正　/　误

12．哪个年龄组使用处方药最多？

    a. 18 岁以下

    b. 18 ~ 44 岁

    c. 65 岁及以上

13．为什么一名 66 岁的女性在饮食习惯没有改变的情况下体重却在增加？

    a. 随着年龄的增长，她的身体需要的食物越来越少

    b. 她不像过去那样经常锻炼了

    c. 以上都是

    d. 以上都不是

14．人们在 50 岁左右开始对性失去兴趣吗？　是　/　否

15．老年人真的需要担心感染艾滋病吗？　是　/　否

16．大多数老年人独自生活。　正　/　误

17．人老了就会脾气暴躁吗？　是　/　否

18．太热或太冷会对老年人造成危险吗？　是　/　否

19．美国人的实际寿命越来越长。与此同时，他们

    a. 越来越健康

    b. 病情加重，残疾加重

20．老年人在生活中并不一定出现尿路问题。　是　/　否

21．老年人不可避免地会摔倒。　正　/　误

22．确保您信任的人知道您所有重要文件的存放位置。正　/　误

23．即使膳食保健品声称是天然的，是否就意味着它安全有效？是　/　否

24．老年人无法学习新的事物。正　/　误

答案

1．c。美国目前有超过 600 万 85 岁以上的老年人。预计到 2050 年，当最年轻的婴儿潮一代步入 86 岁时，这一数字将增至 3 倍以上。这意味着届时在美国 85 岁以上的人口将超过 2000 万。

2．否。任何年龄的锻炼活动都有助于使心脏、肺和肌肉更强壮。锻炼还可以降低血压，某些锻炼还有助于减缓骨量流失。

3．是。女性有患骨质疏松的特殊风险。但在美国，每 5 个罹患骨质疏松或有患该病风险的人中就有 1 个是男性。每个人都可以通过食用富含钙和维生素 D 的食物并在生活中定期锻炼来预防骨量流失。对于饮食和运动不足的人，可以使用药物。

4．是。心脏病是男性和女性的头号杀手。每个人都可以通过不吸烟、健康饮食、积极锻炼、控制血压和胆固醇水平来大大降低患病风险。

5．正。享受戒烟的好处永远不会太迟。戒烟后，任何年龄段的人都会感觉更好，寿命更长。戒烟很困难，但目前有很多过去没有的更多种类的辅助手段。和您的医疗服务人员谈谈。

6．c。如果把所有类型的癌症死亡人数加在一起，那么癌症就是导致老年人死亡的第二大原因。但这些数字是可能降低的。通过早期检测和治疗，许多癌症患者可以治愈，或者至少多活几年。如果您有任何问题，一定要定期检查并去看医生。

7．是。超过一半 80 岁以上的老年人患有白内障或者曾经切除过白内障。超过 90% 的老年人表示手术后他们的视力改善了。

8．否。指定某个年龄来限制开车是不可能实现的。一般来说，年龄较大的驾驶员（65 岁以上）是安全的。但是，眼睛、耳朵、大脑和身体功能的变化确实可能会增加老年人驾车的难度。老年人应该定期检查视力和听力，也可能需要复习驾驶技能。

9．正。对许多人来说，他们的晚年是一生中活跃且有意义的时光，但有些人可能会变得抑郁。他们可能在睡眠、记忆或做决定方面出现困难，或者吃得比平时多或少。如果您认识的人看起来意志消沉，您应该鼓励他或她去看医生。一旦找到抑郁的原因，通常就可以处理这个问题。

10．误。在老年阶段，改变的是睡眠质量，而不是总睡眠时间。老年人可能难以入睡或保持睡眠，但白天可能比年轻人睡得更多。如果每天醒来都很累，是不正常的，最好向医疗服务人员咨询一下。

11．正。有些人担心随着年龄增长记忆力变差，有时健忘或糊涂可能是老年痴呆的早期症状，但这种情况并不总是出现。找一个爱好、保持活跃的思维、吃得好以及坚持运动可能会帮助许多人保持头脑清醒。然而，有时候轻微的头部损伤、高热、营养不良、药物副作用或抑郁等可以导致短暂性的思维混乱。当发生这种情况时，处理具体问题可以减轻思维混乱。阿尔茨海默病等疾病会对大脑造成永久性损伤，而且病情会随着时间的推移越来越重。

12．c。65 岁以上的老年人中有超过 80% 的人至少服用一种处方药。他们也更有可能出现严重的药物不良反应。每个人最好有一个定期更新的清单，列出他们服用的所有处方药、非处方药和补品。在约见任何医务人员时，都应该带着这份清单。

13．c。许多人随着年龄的增长而增重。老年人通常越来越不活跃，与此同时身体对食物的利用方式也在发生变化。这意味着他们通常需要更少的热量，即更少的食物。但是，均衡的膳食和有益的营养成分

仍然很重要。如在 6 个月内计划外增重或减重 10 磅，都应该去看医生。

14．否。随着年龄增长，性反应变慢是很正常的，但是许多老年人想拥有积极、满意的性生活。当出现问题时，可能是由心脏病、残疾或药物引起的。

15．是。在美国，约有 15% 新诊断的艾滋病患者的年龄在 50 岁以上。

16．误。大多数老年人并不是独自生活的。80% 的老年男性及 60% 的老年女性与丈夫、妻子或其他家庭成员生活在一起。在 65 岁以上的人群中只有不到 4% 在养老院生活。

17．否。当一个人变老时，其行为特点基本会与成年阶段保持一致。最新研究表明，随着年龄增长，您的性格可能会发生轻微改变，但不大可能出现重大变化。

18．是。变得糊涂或脾气暴躁等行为上的改变可能是炎热天气所致的中暑或寒冷天气所致的体温过低的迹象。大脑就像身体的恒温器。随着年龄增长，这个身体恒温器可能不像以前那么好用了。因此，炎热或寒冷的天气更容易使老年人更快得重病。

19．a。几十年来，65 岁以上残疾人的比例一直在下降。这种下降趋势在 60 多岁的人群中有趋于平稳的迹象，但在年龄更大的人群中还没有。不过，重要的是要记住残疾是可以减轻的，即使是在高年龄段。

20．是。数以百万计的老年人，特别是老年女性，有尿失禁或膀胱控制问题，可能导致严重的并发症。尿失禁可由感染、疾病、损伤或使用某些药物引起。无论什么原因，治疗通常会有效。

21．误。跌倒是 65 岁以上人群受伤的常见原因，但这并不是难以避免的。应该定期检查视力和听力，要固定好或拿掉松动的地毯，电线要放在一边。有些药物会影响平衡和协调性。医生能够告诉您处方药的所有副作用。

22．正。没有人希望自己病得太重以致无法支付账单，无法照顾自己的家庭，或者无法说出希望别人如何照顾自己，但有时候就是会发生这种情况。这就是为什么每个人都应该确保有一个值得信任的家庭成员或朋友知道支票簿、账单、遗嘱和针对医疗处理的预先声明等放在哪里。

23．否。我们不知道哪些补充剂是有效的甚至安全的。在这些膳食补充剂上市之前，没有哪个联邦机构负责检验它们的安全性。此外，补品的摄入可能会对您的身体产生若干影响，也可能会干扰您正在服用的药物。要让您的医生知道您在服用哪些补充剂，甚至是维生素。

24．误。任何年龄段的人都有学习的能力。甚至有研究表明，老年人可以提高他们已经掌握多年的技能，比如开车。老年人也可以学习新的技能，比如使用电脑获取信息以及与家人保持联系。

资料来源：改编自 *What's Your Aging IQ?* by National Institute on Aging，2003，updated 2010，NIH Publication No. 10-5431，www.nia.nih.gov /health/publication/ whats-your-aging-iq

材料 1.D.　老年健康生活箴言：健康意味着什么？

以下是 25 种保持健康的方法：

1. 保持均衡的饮食和营养。
2. 参加体育锻炼。
3. 定期体检。
4. 喝足够的水。
5. 规范用药及使用正确的器械。
6. 参与脑力锻炼（如游戏和谜语）。
7. 花时间休息和放松。
8. 参与娱乐活动。
9. 尝试新的、有趣的活动。
10. 参加令人享受的活动（如音乐、文化活动和棋牌游戏等）。
11. 保持各项活动的平衡。
12. 冥想。
13. 丰富您的精神生活。
14. 喝茶或咖啡，休息一下。
15. 保持积极的心态和"我能行"的态度。
16. 拜访并结识新朋友。
17. 和朋友一起参加社交活动。
18. 在您的生活中营造爱和支持的氛围。
19. 养一只宠物。
20. 微笑。
21. 尝试改变环境。
22. 志愿服务、提供帮助、分享知识。
23. 生活适度；不要工作得太辛苦。
24. 避免麻烦和担忧。
25. 学会快乐。

张　娜　杨璐铭 译　钱李果　杨延砚 审校

2.1. 主题介绍

我们在方案早期就引入了交通和作业的概念。本模块内容可以让参与者在社区外出前了解这些概念。参与者在尝试新的步骤、开始在社区活动前，准备工作越充分，就会感到越安全。我们强烈建议参与者加入这些活动，因其能够帮助他们总结学习到以作业为中心的概念。

社区出行的定义是"计划并在社区内到处活动，可使用公共或私人交通工具，如开车、步行、骑自行车、乘坐公共汽车、出租车或其他出行方式。"[美国作业治疗协会（AOTA），2014，p. S19]。交通相关话题的侧重点根据人群的不同而改变。例如，如果大多数小组成员仍然自己开车，则公共交通将成为一个不那么重要的话题。

开车是老年人的一项重要作业活动。如果开车不再是一个安全的选择，在社区内活动受限将会导致老年人抑郁、孤独、重要活动参与减少、自我照顾能力下降及健康状况变差（Dickerson 等，2007）。

老年人在开车时需要关注以下内容：

- 身体变化（如上肢力量和视觉准确性），
- 认知状态（如药物作用、警觉性和注意力分配），
- 驾驶合适的汽车（如易于进出、座椅高度和自动挡），
- 消除干扰（如收音机、手机和谈话）。

很多老年人最终会依赖公共交通。搭乘公共交通工具外出和探险具有一些优势：首先，参与者会共同分享和学习他们了解的关于公共交通的搭乘方法和其他相关信息，从而促进小组凝聚力。其次，公共交通可以让小组成员认识到自己也有探索陌生地带的能力，从而更有能量。

在模块 7"居家和社区安全"的"外出活动和探索"部分，我们提供了更多的有关交通的详细信息。在外出前作业治疗师需要提前进行研究和调查，必须为出行做好充分准备，尤其是当老年人需要依赖公共交通工具来保证安全和出行时间的时候。通常情况下，小组中的老年参与者自己会拥有当地交通资源的第一手信息。

治疗师应组织讨论社区活动能力对作业的影响。例如，让参与者思考交通方式是如何影响他们参与作业活动的，反之亦然。针对两者关系的核心问题已在本模块 2.2 中列出，可以在小组会议和活动中提出。治疗师可以给大家创造机会进行更深入的思考，例如，让小组成员在会议之前共同回顾以往以作业为中心的相关讨论。有时候，治疗师可以从简单、具体的问题和例子开始，引导大家逐渐深入。另一些时候，或在另外的小组讨论中，治疗师会发现从更基本的概念入手，然后用更具体的例子进行深入讨论可能更有效。问题的关键在于始终要根据患者或客户的意见进行个性化干预，并在讨论过程中随时调整，以适应新出现的问题。

您可能会遇到一些小组中的老年成员对自己安全驾驶的能力有非常具体翔实的担忧。如果您没有驾驶和社区出行的专业认证，就必须了解当地的驾驶评估和干预资源。获得认证的驾驶康复专家不仅能够判断驾驶员的能力，还能识别驾驶员在身

体、视觉和认知方面的不足，而后可以评估其安全驾驶车辆的总体能力，并推荐一些控制危险的方法（AOTA，2010；Dickerson 和 Schold Davis，2012）。AOTA 全美数据库可以帮助您找到本地的驾驶专家和项目（http：//myaota.aota.org/driver_search/index.aspx；更多内容详见：http：//www. aota.org/About-Occupational-Therapy/Profession- als/PA/Facts/Driving-Transportation-Alternatives. aspx#sthash.VREiWWLw.dpuf）。如果在 AOTA 数据库中找不到获得认证的驾驶康复专家或项目，您可以联系当地康复医院作业治疗科的工作人员寻求帮助。

2.2.　小组讨论推荐话题

交通和作业

- 交通如何影响了您的作业活动？【✋ 材料 2.A.，"小组反馈示例：交通如何影响作业？"】
- 您的作业活动如何影响了交通？
- 什么时候交通本身就是一种作业活动（如开车兜风和自驾旅行）？
- 什么时候交通是一种获取作业活动的途径？

与交通有关的其他问题

- 在您的一生中，交通方式有何变化？
- 您现在可以使用哪些交通工具？
- 您通常使用什么交通工具？
- 哪种交通方式最经济（例如，根据费用、便利性、可获得性和审美愉悦性进行评估）？【✋ 材料 2.B.，"社区交通资源示例"】
- 您从来没使用过什么交通工具？
- 交通资源及限制如何影响一个人作业活动的选择？
- 某种交通方式的缺点有哪些（例如，费用、时间、私密性、恐惧、故障和安全性）？
- 不同的交通方式如何拓宽了您可选活动的范围？
- 使用不同形式的交通有哪些积极作用（例如，步行到公共汽车站 = 体力活动）？
- 您对不同的交通方式有什么体验和感受？
- 使用助行器或轮椅的人可使用哪些交通工具？

- 您对各种各样的出行方式还有哪些疑问？

2.3.　推荐的活动

交通和作业

- 为居住在某个特定社区的老年人创建一个交通资源服务清单，包括以下内容：电话号码、网站、服务区域、年龄或其他要求、轮椅无障碍环境、费用、不足和有益的提示【✋ 材料 2.B.，"社区交通资源示例"，材料 2.C.，"公共交通资源簿目录示例"】。
- 在世界地图上用大头针标明小组成员去过的地方。
- 集体尝试新的交通方式，如社区老年交通服务、公共汽车、地铁和火车（见模块 7 "居家和社区安全"的"外出活动和探索"部分）。
- 鼓励参与者自助登记公交卡以及为老年人和残障人士提供的交通服务，或他们社区可获得的其他特殊服务。
- 提供交通资源手册、地图、时刻表、电话号码和网站。
- 进行一次公共汽车寻宝活动，参与者两两一组合作回答问题。这样可以在充满乐趣的社交环境中增加对邻居的了解。一定要准备相应的奖品【✋ 材料 2.D.，"社区探索：公共汽车查询示例"】。
- 作为一个小组，写信给市交通部门，要求在参与者的住所附近建立更方便的公共汽车站。
- 鼓励患者和客户多多参加郊游。在这些活动中做好分工，以便每个人都能承担不同的责任。这些活动的主要目的是促进参与者熟练掌握安全出行和利用不同交通方式的技能。

2.4.　资源

American Automobile Association Senior Driving
http：//seniordriving.aaa.com
这个网站旨在帮助老年人更安全、更持久地驾驶。它为高龄驾驶员提供了免费工具支持。

Driving Safely as You Age

http：//www.aota.org/About-Occupational-Therapy/ Patients-Clients/Adults/OlderDrivers/DrivingSafely AsYouAge.aspx

这个小贴士为老年人提供了如何保持驾驶和社区活动能力的建议。

Driving and Transportation Alternatives for Older Adults

http：//www.aota.org/About-Occupational-Therapy/ Professionals/PA/Facts/Driving-Transportation- Alternatives.aspx

这个网站提供了如何帮助老年人通过替代交通方式来保持独立的建议。

National Institute on Aging；Older Drivers

www.nia.nih.gov/health/publication/older-drivers

该网站总结了年龄增长对驾驶技能的影响，并提出了保持安全驾驶的建议。

Specialty Certification in Driving and Community Mobility

www.aota.org/en/Education-Careers/Advance-Career/ Board-Specialty-Certifications/Driving-Community- Mobility.aspx

这个网站为对驾驶康复专业认证感兴趣的从业人员提供了资源概述。

2.5. 社区出行材料：交通和作业

- 材料 2.A. 小组反馈示例：交通如何影响作业？
- 材料 2.B. 社区交通资源示例
- 材料 2.C. 公共交通资源簿目录示例
- 材料 2.D. 社区探索：公共汽车查询示例

参考文献

American Occupational Therapy Association. (2010). Driving and community mobility. *American Journal of Occupational Therapy, 64*(6), S112–S124. http://dx.doi. org/10.5014/ajot.2010.64S112

American Occupational Therapy Association. (2014). Occupational therapy practice framework: Domain and process (3rd ed.). *American Journal of Occupational Therapy, 68*(2, Suppl.). http://dx.doi.org/10.5014/ ajot.2014.682006

Dickerson, A., & Schold Davis, E. (2012). Welcome to the team! Who are the stakeholders? In M. McGuire & E. Schold Davis (Eds.), *Driving and community mobility: Occupational therapy strategies across the lifespan* (pp. 49–77). Bethesda, MD: AOTA Press.

Dickerson, A. E., Molnar, L., Eby, D., Adler, G., Bedar, M., Berg-Weger, M., …Trujillo, L. (2007). Transportation and aging: A research agenda for advancing safe mobility. *The Gerontologist, 47*, 578–590.

材料 2.A.　小组反馈示例：交通如何影响作业？

小组参与者的回答：

1．很多活动都需要交通（例如，购物和走亲访友等）。

2．交通→健康→活动

3．候车和换乘会让人迟到，并感到疲倦和焦虑，影响人的活动水平。

4．交通拓宽了人们对环境的了解，并可能带来更多的参与作业活动的机会。

5．交通是达到目的的手段。

6．交通本身也是一种作业活动（例如，观光）。

7．作业对成功出行很重要。您必须能够获取公共汽车时刻表、出行时长和方向等。

8．交通→交流和互动→作业

9．您可以在交通途中参与到作业（例如，听收音机或看书）。

材料 2.B.　社区交通资源示例

拨号搭车服务

申请：818-555-4094
提前 2 周安排乘车：818-555-0878

地区：帕萨迪纳、圣马力诺、阿尔塔德纳和洛杉矶县

要求：60 岁以上人群或 60 岁以下的残障人士

费用：免费会员
$0.50/ 车次（可带同价客人）
普通护送免费

缺点：必须提前预订接送服务
不是直接的点对点服务

提示：对成员少的小组而言，可以通过提供每个人的名字和卡号来安排

访问服务

客户服务：800-827-0829
听力障碍：800-827-1359

地区：洛杉矶县、圣加布里埃尔山谷和长滩

要求：必须符合临时或永久残疾的标准

费用：免费会员
$1.50/ 车次

提示：在上车前 2 小时预约乘车

材料 2.C.　公共交通资源簿目录示例

目录

途径

- 残障人士乘车服务

城市交通

- 65 岁以上老年人或残疾人士

巴士

地铁

- 长滩蓝线
- 洛杉矶机场绿线
- 帕萨迪纳金线
- 通往好莱坞和联合车站的红线

城际快轨

- 通往附近的城市，如科维纳市

铁路

- 前往圣地亚哥和圣巴巴拉等城市

材料 2.D.　社区探索：公共汽车查询示例

说明：在"公共汽车寻宝"活动中，尽您所能回答以下问题。不要用智能手机作弊哦！☺

- 邮局在科罗拉多大道和_____的拐角处
- 科罗拉多大道上一家餐馆的名字是什么？
- 我们正沿着第_____号公路行驶
- 西维斯市场卖哪种商品？
- 诺顿西蒙博物馆什么时候开放？
- 公共汽车要从科罗拉多大道向西走多远？
- 说出街道的名字：_____
- 格林酒店公寓的真实颜色是_____
- 说出格林街上一家银行的名字：_____
- 帕萨迪纳市政中心正在上映什么？
- 这辆公共汽车方便轮椅上下吗？
- 德尔玛大道和莱克大道的玫瑰是什么颜色的？（向右看）：_____
- 您最喜欢莱克大道的哪家餐厅？
- 说出一部在学院剧院上演的电影名称：_____
- 您可以在_____复印文件

过奥克兰大道后下车，体验更多的城市探索和乐趣！

模块 3 长寿的基础：丰富多彩的活动

钱李果 译 杨延砚 周谋望 审校

3.1. 主题介绍

健康的老年生活需要参与多种多样的活动，包括体力上的、脑力上的、社会的、精神的和有创造力的活动。参与者将在本模块中发现，健康不仅仅是指没有患病，还要求能够参与不同种类的、有意义的活动。

体力活动

体力活动是指通过使用肌肉完成的、能够促进躯体健康的活动（Word Health Organization，2014）。体力活动不仅能够改善心血管功能，提高基础代谢，还具有改善认知健康、降低跌倒风险以及提高整体功能性健康水平的作用（Physical Activity Guidelines Advisory Committee，2008）。

运动训练是大众最常见的体力活动方式，然而，体力活动并不局限于严格的运动训练。《内科学档案》（*Achives of Internal Medicine*）（Van der Ploeg、Chey、Korda、Banks 和 Bauman，2012）近期刊登的一项研究显示，相较于最不爱运动的人群，拥有一般性运动生活方式的受试者，哪怕没有定期的运动，死于心脏病或脑卒中的风险也会降低 30%。这项研究同时发现，久坐会增加所有致死性疾病的发生风险。

另一项近期研究（Ekblom-Bak、Ekblom、Vikstrom、de Faire 和 Hellenius，2013）显示，由于大多数老年人更倾向于采取多活动的生活方式而不是进行运动训练，使得非运动训练性的体力活动在促进健康方面可能与高强度运动训练同等重要。从另一个角度来说，久坐的生活方式与很多健康隐患相关，包括肥胖、心血管功能减退、新陈代谢下降以及社会心理健康水

平下降等（Tremblay、Colley、Saunders、Healy 和 Owen，2010）。

脑力活动

脑力活动，即需要使用思维激活个体认知能力的活动，在促进健康增龄的过程中与体力活动同等重要。定期参与脑力活动能够降低痴呆和阿尔兹海默病等认知退化和认知障碍的风险（Hughes，2010）。高龄老年人参与脑力活动也能够改善认知功能（Wilson、Segawa、Boyle 和 Bennett，2012）。MacArthur 关于增龄的研究指出（Rowe 和 Kahn，1998），大多数与增龄相关的智能和体能衰退与生活方式而非基因相关。事实上，50% 的智能水平和 80% 的体能水平是由生活方式因素决定的。参与者在本模块会了解到，如果不坚持定期锻炼体能和智能，他们就会逐渐丧失这些能力。即使走亲访友、编织或散步等最平常的作业活动，也能影响他们的健康。

精神力活动

精神力活动是在健康增龄过程中另一个经常被忽视的重要方面。鉴于精神力本质的宽泛性，目前还没有一个简单且公认的定义。但一般而言，人们认为是精神力赋予了一个人生命的意义（Moberg，2005）。它可以与宗教信仰密切相关，包括祈祷和礼拜等活动，也可以是单纯的静坐冥想、与大自然的交流、阅读或欣赏音乐等。精神力既可以是通过精神应对和感知信仰产生的内在情感表达，也可以是通过参与宗教活动或祈祷产生的外在、正式的情感表达（Cotton 等，2006）。

有研究表明，尽管人与人之间的精神力表达不尽相同，但其对人们的躯体健康和整体生命质量都至关重要。有证据显示，精神力活动能够帮助人们应对各种不同的疾病和应激状况。参与精神力活动的人更易拥有快乐、希望、乐观主义，以及较强的自律感和自尊（Koenig，2012）。精神力能够作为一个有力资源，帮助老年人适应不断变化的需求，提高其应对压力的能力（Manning，2013），以及更多地参与其他促进健康的活动（Harvey 和 Silverman，2007）。通过参与精神力活动，人们能够具备更强的自我效能，从而具有更高的生活质量和精神健康（Konopack 和 McAuley，2012）。因此，本模块将通过各种各样的活动和讨论，训练参与者发掘他们自己生命中的精神力量。

社交活动

老年健康生活的另一个重要成分是社会活动的参与，即通过与他人的交流培养归属感和支持感。有证据显示，参与社会活动能够降低个体慢性疾病和失能风险，提高躯体、情绪及精神层面的整体健康。高龄老年人参与社会活动也能够减慢运动功能退化、痴呆和记忆障碍的发展速度（Buchman、Boyle、Wilson、Fleischman、Leurgans 和 Bennett，2009；Ertel、Glymour 和 Berkman，2008；Fratiglioni、Paillard-Borge 和 Winblad，2004）。

积极参与社会活动的老年人也会比同龄人具有更好的健康结局，包括死亡率更低、躯体和认知功能更高以及更好地参与日常生活活动（Chiao、Weng 和 Botticello，2011；Ory、Yuma、Wade、Kaunas 和 Bramson，2008）。反之，社会孤立和孤独则会导致残疾风险增加、疾病转归变差和寿命缩短（Berkman 和 Glass，2000）。Holt-Lunstad、Smith 和 Layton（2010）发现，社交关系更好的人群的生存率约可提高 50%。向参与者展示本模块内容时，可以鼓励他们回顾自己目前参与社会活动的方式，结合他们的性格和兴趣，思考如何进一步参与团队和社区活动。

生产性活动

本模块最后讨论的健康增龄活动是生产性活动，即能够通过产品或服务产出经济价值的有偿或无偿的作业活动（Rowe 和 Kahn，1998）。这一类别活动的范围十分广泛，包括雇佣工作、志愿活动和帮助自己的家庭等，在整个一生之中对健康增龄都有影响。有证据表明，参与生产性活动能够降低高龄老年人的患病率、死亡率和抑郁发生率（Choi 和 Bohman，2007；Jung、Gruenewald、Seeman 和 Sarkisian，2010；Menec，2003）。

老年人参加生产活动或娱乐休闲活动能够提高其调控周围环境的能力，继而提高生活满意度和健康水平（Searle、Mahon、Iso-Ahola、Sdrolias 和 Van Dyck，1995；Suh，2004）。随着退休年龄的推迟，有偿工作成为很多老年人重要的生产性活动。近期一项报告显示，美国在生育高峰期（1946—1964 年）出生的第一代人口中，有近 40% 已达到退休年龄的男性仍在工作，而这一水平在 10 年前仅为 20%（Johnson、Butrica 和 Mommaerts，2010）。老年人在雇佣工作中明确目标、实现价值的程度显著影响了他们的健康水平。近期一项系统性综述指出了雇佣工作的诸多益处，其中包括降低抑郁风险以及提高整体精神健康水平等（van der Noordt、Ijzelenberg、Droomers 和 Proper，2014）。

生产性活动也包括无偿工作，这也一直是 55 岁以上老年人最常用的打发时间的方式（Rowe 和 Kahn，1998）。研究表明，高度投入工作或志愿活动的老年人比同龄人具有更健康的心理状态（Matz-Costa、Besen、Boone James 和 Pitt-Catsouphes，2014）。对于整体健康状况基线水平很好和一般的老年群体，社区志愿活动都能够有效提升他们的体力和精力水平（Barron、Tan、Yu、Song、McGill 和 Fried，2009）。参与者将在本模块掌握参与并投入生产性活动的诸多方式，以及如何将这些活动习惯融入日常生活。

本模块强调通过实践将这些健康的作业活动融入参与者的日常生活。要鼓励参与者分享其现有的融合健康作业活动的方法，以及融合更多活动的简单方式。他们将认识到自己的体力、脑力、精神力、社交及生产能力是如何在每天的活动中得以锻炼的。他们将通过以作业为中心的讨论了解各种各样的健康作业活动，其中有些活动可能已经在实践中，但其对健康的益处并未被认识到。此外，我们将重塑参与者的思维方式。例如，在第一项南加州大学健康老年人研究（USC Well Elderly I Study）中，一位男性认为放松对他来说意味着懒散。经过小组活动，他开始允许自己花时间来放松。适当的休息是有利于健康的（Agus，2011）。诸如此类的讨论能够帮助参与者更好地理解多种作业活动对提升健康水平和幸福感的作用，这能够拓宽参与者对众多活动的认识，了解到这些活动能够为健康、可持续的生活习惯添砖加瓦。

对治疗师的提示

我们一定要对其中一些干预尤其是体力活动格外谨慎。我们建议参与者在加入生活方式重塑方案前要进行体检。此外，治疗师一定要评估每一位参与者的能力和判断力水平。参与方案的老年人都应能够自理，且能够阐述其功能受限情况和需求。在个体化治疗期间，作业治疗师能够获取更多的关于参与者能力和功能受限情况的详细信息，以及现有的慢性疾病情况（如关节炎或心脏病）。除此之外，在参加活动期间，需时刻监测参与者对所有活动的反应（例如，在观看健身视频时，让参与者学习如何检测自己的脉搏和监测不良症状）。

3.2.　小组讨论推荐话题

体力活动

- 我们为什么需要运动？【✋ 材料 3.A.，"运动的 20 个理由"】
- 运动有哪些好处？
- 我需要多少体力活动？【✋ 材料 3.B.，"常见体力活动的每小时卡路里消耗量"】
- 体力活动有哪些不同的方式？
- 怎样将运动融入日常生活中？【✋ 材料 3.C.，"小组反馈范例：如何将运动融入日常生活"】
- 如何为重要的作业活动节省耗能？
- 什么是骨质疏松？如何改变您的骨密度水平？
- 谈一谈运动时的疼痛。
- 您如何管理失禁？【✋ 材料 3.D.，"运动和尿失禁"】

脑力活动

- 为什么要锻炼我们的头脑？
- 有哪些作业活动能够锻炼头脑？
- 如何提升记忆力？
- 记忆力应该随着年龄衰退吗？
- 正常的健忘和痴呆的区别是什么？

精神力活动

- 精神力对您来说意味着什么？
- 参与精神力活动的好处是什么？
- 您如何克服参与精神力活动的障碍？
- 精神力与健康的关系是什么？
- 什么样的作业活动能够让您感受到精神力？
- 如何将精神力活动融入日常生活？

社交活动

- 参与社交意味着什么？
- 有哪些参与社交活动的潜在阻碍？您如何克服这些阻碍的影响？
- 您在参与社交活动时的优势是什么？您在社交技能上还有哪些方面可以提升？
- 怎样将社交活动融入您的日常生活？

生产性活动

- 您还在工作吗？如果是，它给您的健康带来了好处还是坏处？
- 您在退休后发现了哪些生产性活动？
- 老年人在参与志愿活动时有哪些优势（如更加有耐心）？

3.3.　推荐的活动

体力活动

- 设定目标：让参与者使用【✋ 材料 3.E.，"目标设定"】，来探索增加其体力活动的方法。对于希望设定一个长期目标的参与者，应为其提供在此过程中不断设定小目标的空间，鼓励参与者分享他们的想法，并鞭策他们在实现目标过程中的自我效能。

- 鼓励参与者讨论自己的运动选择，包括找到安全、宜人、实惠的运动场所的方法，以及实用的运动教学视频或网站。
- 要求参与者列出一系列他们喜爱的并且能够时常参与的非运动训练性体力活动。
- 通过播放视频《永葆青春：真人真事》(*Living Younger Longer：Real People Getting Real Results*)（Brady，1993），向参与者展示如何检测自己在运动时的脉搏（向参与者展示如何检测自己在运动时的脉搏）。
- 在小组成员中开展调查，询问他们的运动水平。
- 安排小组参访老年健身活动中心，学习如何安全使用器械和杠铃。
- 探讨如何让使用轮椅的群体保持活力。
- 通过为有需求的参与者提升体力水平，将运动融入到一次外出活动中（例如，行走、够取和使用楼梯等）。
- 观看瑜伽或太极拳的介绍视频，鼓励感兴趣的参与者尝试一些基础姿势。
- 鼓励参与者在小组中找到"走友"或其他运动伙伴。
- 让参与者报名参加五公里徒步活动。鼓励不能参与徒步或训练的人到现场为参与者加油喝彩。
- 向参与者展示他们居住社区的地图。让小组找到附近的健身中心或老年活动中心，以及安全宜人的徒步路线。可以使用 Mapmywalk.com 网站寻找徒步路线，也可以通过免费的手机软件导航并记录。有一些开门较早的购物中心也是步行的好去处。
- 教会参与者监测躯体活动和随之而来的健康益处。请查看【✋ 材料 3.E.，"目标设定"】，【✋ 材料 3.F.，"需要重整旗鼓的信号"】，及【✋ 材料 3.G.，"体力活动反馈"】，可考虑使用计步器、运动手环和手机健身软件等，把数据输入 Excel 表格，或记录在纸上。要鼓励参与者在记录簿上记下医生的检查结果（如血压）等所有对其有意义的事情。
- 让参与者熟悉美国卫生部 Go4Life 项目。该项目旨在帮助人们将健身活动和体力活动融入日常生活。请参考网址：go4life.nia.nih.gov。

注：治疗师必读：Phillips，E. M.，Schneider，J. C.，& Mercer，G. R.（2004）．Motivating elders to initiate and maintain exercise. *Archives of Physical Medicine and Rehabilitation*，85，52-57.

脑力活动

- 分享并尝试最喜欢的棋类游戏或纸牌等。
- 做一项认知挑战，将一些物品放在托盘上并向参与者逐一介绍，之后拿走这些物品，看参与者能否说出所有物品。
- 在其他人不知情的情况下，让一位组员在小组活动中途更换衣服和首饰，看参与者能否察觉并回忆起具体改变。
- 讨论人们对增龄的误解【✋ 材料 3.H.，"活到老，学到老"】。
- 让参与者学习某项他们不熟悉的新科技。

精神力活动

- 邀请参与者在小组中分享某个重要精神力或转化性学习的经历。讨论这些经历该如何描述，以及其共同要素有哪些。探讨这些经历从哪些途径影响了他们的生活。
- 引导参与者进行冥想。讨论如何将这项活动融入参与者的日常生活中。
- 鼓励组员画一幅画来代表他们对精神力的理解，邀请他们在小组中分享作品并做说明。
- 开展一次亲近大自然的步行活动。讨论户外活动如何哺育人们的精神力。
- 让组员带一个对自己有精神力层面意义的物品，在小组中分享并讨论。
- 让参与者共同列出一个精神力活动清单（如冥想、祈祷或亲近自然）。讨论精神力在人们生活中的不同展现方式。
- 通过文本、宗教或精神意象编撰出精神力语录，在小组中讨论这些内容如何与参与者的精神力关联。

社交活动

- 通过"头脑风暴"的形式，讨论参与社交活动的内部和外部阻碍，找出增加社会参与以及减少社会孤立的策略。

- 通过"头脑风暴"的形式，讨论当地参与社交活动的机会（如社区中心或午餐会等）。制订一个计划，确定定期参与社交活动的方式和时间。
- 我是谁？让参与者通过性格或社交测试来确定他们偏好的社交方式。讨论他们眼中自己在社交活动中的优势与劣势以及保持优势、弥补缺点的方法。性格测试范例请参考我是谁性格测试网站 https://whoami.visualdna.com/?c=us。
- 社交角色扮演：设定不同的与人初见的情景，让小组成员进行自我介绍。讨论增加交流舒适感的技巧。
- 社交游戏：制作一个关于小组成员个人信息的材料。小组成员进行自我介绍，通过询问他人"是或否"问题来判断其满足材料中的哪一项条件，在材料中每条信息旁写下相应的人名。率先集齐所有名字的人获胜。
- 挑战：每个人都在 1 周内结识不同的人，在次周的讨论中分享他们的交流经历。

生产性活动

- 让参与者组织一次生产性服务活动。例如，在当地图书馆为儿童或在敬老院为老年人读书，或为收容所的人准备一顿餐食。

活动分析

注：所有小组都应完成此项练习。

- 让小组列出他们参与的所有活动，包括一般性活动和特殊活动。接着让他们分析每项活动是否具有体力、脑力、精神力、生产或社交成分。将所有活动以及他们的属性特征列在公告栏或印在宣传单上，供所有人阅读。

3.4.　资源

美国卫生部 Go4Life 项目
http://go4life.nia.nih.gov/

老年人需要多少体力活动？
www.cdc.gov/physicalactivity/everyone/guidelines/olderadults.html

运动的好处
http://nihseniorhealth.gov/exerciseforolderadults/healthbenefits/01.html

老年人运动的重要性
www.nhs.uk/Livewell/fitness/Pages/activities-for-the-elderly.aspx

体力活动与老年人
www.who.int/dietphysicalactivity/factsheet_olderadults/en/

相关手机软件请参考：

为老年人设计的四款手机软件
www.android-resources.net/4-fitnessapps-for-senior-citizens.html

七款下载量高于 1600 万的手机软件
www.mobihealthnews.com/24958/7-fitness-apps-with-16-million-or-more-downloads/

50+ 岁的健身：排名前 10 的健身软件
www.nextavenue.org/article/2012-11/fiftysomething-workout-10-top-fitness-apps

3.5.　长寿的基础：丰富多彩的活动的相关材料

- 材料 3.A. 运动的 20 个理由
- 材料 3.B. 常见体力活动的每小时卡路里消耗
- 材料 3.C. 小组反馈示例：如何将运动融入日常生活
- 材料 3.D. 运动和尿失禁
- 材料 3.E. 目标设定

- 材料 3.F. 需要重整旗鼓的信号
- 材料 3.G. 体力活动反馈
- 材料 3.H. 活到老，学到老

参考文献

Agus, D. (2011). *The end of illness*. New York: Free Press.

Barron, J. S., Tan, E. J., Yu, Q., Song, M., McGill, S., & Fried, L. P. (2009). Potential for intensive volunteering to promote the health of older adults in fair health. *Journal of Urban Health*, 86(4), 641–653.

Battsek, J. (Producer), & Bendjelloul, M. (Director). (2012). *Searching for Sugar Man* [Motion picture]. United Kingdom: Red Box Films.

Berkman, L. F., & Glass, T. (2000). Social integration: Social networks, social supports and health. In L. F. Berkman & I. Kawachi (Eds.), *Social epidemiology* (pp. 137–173). New York: Oxford Press.

Brady, J. (1993). *Living younger longer: Real people getting real results* [Motion picture]. United States: Living Younger Longer.

Buchman, A. S., Boyle, P. A., Wilson, R. S., Fleischman, D. A., Leurgans, S., & Bennett, D. A. (2009). Association between late-life social activity and motor decline in older adults. *Archives of Internal Medicine*, 169(12), 1139–1146.

Chiao, C., Weng, L.-J., & Botticello, A. L. (2011). Social participation reduces depressive symptoms among older adults: An 18-year longitudinal analysis in Taiwan. *BMC Public Health*, 11(1), 292–301.

Choi, N. G., & Bohman, T. M. (2007). Predicting the changes in depressive symptomalogy in later life: How much do changes in health status, marital and caregiving status, work and volunteering, and health-related behaviors contribute? *Journal of Aging and Health*, 19, 152–177.

Cotton, S., Puchalski, C. M., Sherman, S. N., Mrus, J. M., Peterman, A. H., Feinberg, J.,…Tsevat, J. (2006). Spirituality and religion in patients with HIV/AIDS. *Journal of General Internal Medicine*, 21, S5–S13.

Ekblom-Bak, E., Ekblom, B., Vikstrom, M., de Faire, U., & Hellenius, M.-L. (2013). The importance of non-exercise physical activity for cardiovascular health and longevity. *British Journal of Sports Medicine*, 48(3), 169–170.

Ertel, K. A., Glymour, M. M., & Berkman, L. F. (2008). Effects of social integration on preserving memory function in a nationally representative U.S. elderly population. *American Journal of Public Health*, 98(7), 1215–1220.

Fratiglioni, L., Paillard-Borg, S., & Winblad, B. (2004). An active and socially integrated lifestyle in late life might protect against dementia. *Lancet Neurology*, 3(6), 343–353.

Harvey, I. S., & Silverman, M. (2007). The role of spirituality in the self-management of chronic illness among older Africans and Whites. *Journal of Cross-Cultural Gerontology*, 22(2), 205–220.

Holt-Lunstad, J., Smith, T. B., & Layton, J. B. (2010). Social relationships and mortality risk: A meta-analytic review. *PLoS Medicine*, 7(7), e1000316.

Hughes, T. F. (2010). Promotion of cognitive health through cognitive activity in the aging population. *Aging Health*, 6(1), 111–121.

Johnson, R. W., Butrica, B. A., & Mommaerts, C. (2010). Work and retirement patterns for the G.I. Generation, Silent Generation, and Early Boomers: Thirty years of change. *Center for Retirement Research*, WP#2010-8. Retrieved from www.crr.bc.edu/working-papers/work-and-retirement-patterns-for-the-gi-generation-silent-generation-and-early-boomers-thirty-years-of-change/

Jung, Y., Gruenewald, T. L., Seeman, T. E., & Sarkisian, C. A. (2010). Productive activities and development of frailty in older adults. *Journal of Gerontology: Social Sciences*, 64, S256–S261.

Koenig, H. G. (2012). Religion, spirituality, and health: The research and clinical implications. *ISRN Psychiatry*, Article ID 278730.

Konopack, J. F., & McAuley, E. (2012). Efficacy-mediated effects of spirituality and physical activity on quality of life: A path analysis. *Health and Quality of Life Outcomes*, 10(1), 57–63.

Manning, L. K. (2013). Navigating hardships in old age: Exploring the relationship between spirituality and resilience in later life. *Qualitative Health Research*, 23(4), 568–575.

Matz-Costa, C., Besen, E., Boone James, J., & Pitt-Catsouphes, M. (2014). Differential impact of multiple levels of productive activity engagement on psychological well-being in middle and later life. *The Gerontologist*, 54(2), 277–289. http://dx.doi.org/10.1093/geront/gns148

Menec, V. H. (2003). The relation between everyday activities and successful aging: A 6-year longitudinal study. *Journal of Gerontology: Social Sciences*, 58, S74–S82.

Moberg, D. (2005). Research in spirituality, religion, and aging. *Journal of Gerontological Social Work*, 45(1/2), 11–40.

Office of Disease Prevention and Health Promotion, U.S. Department of Health and Human Services (HHS). (2005). *Report of the Dietary Guidelines Advisory Committee on Dietary Guidelines for Americans*. Washington, DC: Author. Available at http://www.health.gov/dietaryguidelines/dga2005/report

Ory, M. G., Yuma, P. J., Wade, A., Kaunas, C., & Bramson, R. (2008). Physician discussion about social activities in primary care encounters with older adults. *Southern Medical Journal*, 101(7), 718–724.

Phillips, E. M., Schneider, J. C., & Mercer, G. R. (2004). Motivating elders to initiate and maintain exercise. *Archives of Physical Medicine and Rehabilitation, 85,* 52–57.

Physical Activity Guidelines Advisory Committee. (2008). *Physical Activity Guidelines Advisory Committee report: 2008.* Washington, D.C.: U.S. Department of Health and Human Services.

Rowe, J. W., & Kahn, R. L. (1998). *Successful aging.* New York: Pantheon Books.

Searle, M. S., Mahon, M. J., Iso-Ahola, S. E., Sdrolias, H. A., & Van Dyck, J. (1995). Enhancing a sense of independence and psychological well-being among the elderly. *Journal of Leisure Research, 27,* 107–124.

Suh, S. (2004). Life satisfaction of community resident elderly persons. *Journal of Welfare for the Aged, 24,* 127–151.

Townsend, M. K., Danforth, K. N., Rosner, B., Curhan, G. C., Resnick, N. M., & Grodstein, F. (2008). Physical activity and incident urinary incontinence in middle-aged women. *Journal of Urology, 179*(3), 1012–1017.

Tremblay, M. S., Colley, R. C., Saunders, T. J., Healy, G. N., & Owen, N. (2010). Physiological and health implications of a sedentary lifestyle. *Applied Physiology, Nutrition, and Metabolism, 35*(6), 725–740.

U.S. Department of Health and Human Services, Office on Women's Health. (n.d). *Urinary incontinence fact sheet.* Retrieved from www.womenshealth.gov/publications/our-publications/fact-sheet/urinary-incontinence.html

van der Noordt, M., Ijzelenberg, H., Droomers, M., & Proper, K. I. (2014). Health effects of employment: A systematic review of prospective studies. *Occupational and Environmental Medicine.* [Epub ahead of print] http://dx.doi.org/10.1136/oemed-2013-101891

Van der Ploeg, H. P., Chey, T., Korda, R. J., Banks, E., & Bauman, A. (2012). Sitting time and all-cause mortality risk in 222 497 Australian adults. *Archives of Internal Medicine, 172*(6), 494–500.

VisualDNA. (2014). *Who am I? quiz.* Retrieved from https://whoami.visualdna.com/?c=us

Wilson, R. S., Segawa, E., Boyle, P. A., & Bennett, D. A. (2012). Influence of late-life cognitive activity on cognitive health. *Neurology, 78*(15), 1123–1129.

World Health Organization. (2014). *Physical activity: Fact sheet.* Retrieved from www.who.int/mediacentre/factsheets/fs385/en/

材料 3.A.　运动的 20 个理由

1．控制体重
2．增加长寿的概率
3．降低心脏病的风险
4．强化免疫系统，少生病
5．降低糖尿病风险
6．改善情绪，减轻抑郁
7．降低跌倒风险
8．降低患癌风险，包括乳腺癌和结肠癌
9．提升体能和耐力水平
10．减轻疼痛
11．提升记忆力、降低患阿尔茨海默病的风险
12．强化骨骼和肌肉
13．减少医疗费用和药物需求
14．保持躯体的柔韧和灵活
15．降低有害胆固醇（LDL），提高有益胆固醇（HDL）
16．减轻炎症反应
17．外表更加年轻、漂亮
18．降低血压
19．减轻压力
20．保持独立

如果这些还不够，请参见：

Contributions from *101 Reasons to Exercise* by Shapes Fitness Centres, retrieved from www.shapes.ca/ FitnessCoaching/ 101ReasonstoExercise

材料 3.B.　常见体力活动的每小时卡路里消耗

下表列举了一些日常体力活动，以及一位 154 磅（约 70 公斤）的人参与各项活动时平均每小时消耗的热量。消耗值包含了静息状态下新陈代谢所消耗的量以及运动消耗量。其中一些活动根据强度的不同而分别归属于中等强度及高强度活动（如步行和骑行）。

中等强度体力活动	154磅（70公斤）重的个体每小时大约消耗卡路里*
远足	370
轻园艺工作	330
跳舞	330
打高尔夫	330
骑行［＜ 10 英里（16 公里）/ 小时］	290
步行［3.5 英里（5.6 公里）/ 小时］	280
举重（普通轻度健身）	220
伸展运动	180
高强度体力活动	**154磅（70公斤）重的个体每小时大约消耗卡路里***
跑步或慢跑［5 英里（约 8 公里）/ 小时］	590
骑行［＞ 10 英里（约 16 公里）/ 小时］	590
游泳（慢自由泳）	510
有氧运动	480
步行［4.5 英里（约 7.2 公里）/ 小时］	460
重园艺劳动（锯木头）	440
举重（重体力）	440
篮球（激烈）	440

* 体重高于 154 磅（70 千克）的个体每小时消耗的卡路里更高，低于 154 磅者则数值更低。

来源：Adapted from office of Disease Prevention and Health Promotion，U.S. Department of Health and Human Services（HHS）．（2005）．*Report of the Dietary Guidelines Advisory Committee on Dietary Guidelines for Americans*．Washington，DC：Author．Available at http://www.health.gov/dietaryguidelines/dga2005/report

材料 3.C.　小组反馈示例：如何将运动融入日常生活

1．尽量在休闲时多步行，或将步行作为交通方式。

2．将车停在停车场的深处，用开着车找车位的时间来步行。

3．在日常活动中增加额外运动（如在看电视时踢腿）。

4．自己做饭。

5．尽可能多地爬楼梯。

6．让运动成为一种习惯。

7．选择有趣的运动方式。

8．在运动时随时可以休息。

9．与朋友们一起运动（能一边说话一边运动）。

10．在打电话时走一走或站一会儿。

11．和孙儿游戏时动起来。

12．培育一个蔬菜种植园。

13．打扫仓库。

14．打理草坪。

15．遛狗。

16．设置闹铃，提醒您每小时站起来走动或伸展一下。

17．在每个电视广告时间运动一下。

18．到商场里购物，每家店都转一圈。

材料 3.D.　运动和尿失禁

有些人尤其是女性会发生膀胱控制失调或漏尿，即失禁。这类"小插曲"在参与高强度体力活动时更为常见。尽管经常参加体力活动的人们比久坐人群受到尿失禁的困扰少一些（Townsend，2008），但突然活动带来的膀胱失调仍然会令人难堪。

什么是尿失禁？

尿失禁是指在上厕所前发生的漏尿。要知道，许多人存在尿失禁情况。有几百万女性，尤其是老年女性都存在这一问题。有些女性会在咳嗽或大笑时出现漏尿，还有些人会突然产生排尿感却无法控制。尿失禁也可能在性活动时发生，并导致严重的情绪问题。

尿失禁的原因是什么？

尿失禁通常由参与储存或排放尿液的肌肉或神经问题导致。女性发生尿失禁的概率为男性的 2 倍。怀孕、分娩和绝经为主要原因，其他影响因素包括便秘、药物、咖啡因、酒精、感染、神经损伤和超重。

我如何与医生沟通尿失禁的问题？

许多女性不愿与医生谈论这一私人话题。但是，尿失禁是一个常见的医学问题，成百上千的女性都有同样的困扰，其中许多人得以治愈。您的医生也许已经听说过很多和您类似的经历。

我如何确定自己是否有尿失禁？

找个时间看一下医生，他们会询问您的症状并且记录病史。

如何治疗尿失禁？

有很多治疗尿失禁的方法。您的医生将会和您一起找到最适合于您的治疗方案。治疗方法包括：

- 行为治疗，包括盆底肌训练（凯格尔健肌法）、膀胱再训练、减重、饮食调整和戒烟。
- 药物治疗、器械、神经刺激、生物反馈、手术和导尿。

幸运的是，行为治疗通常十分有效并且安全、实惠。

定期锻炼盆底肌有助于减轻或治愈压力性尿失禁。在医务人员（如医生、护士或盆底肌物理治疗师）指导下进行的凯格尔健肌法是最为有效的方式。简单的憋尿或在未经医务人员指导的情况下练习是没有效果的。

凯格尔健肌法的步骤：

1．首先，请在躺下后练习。

2．收缩会阴部的肌肉，就好像在试着停止排尿或排气，注意不要收缩腹部和腿部的肌肉，仅仅收缩盆底肌肉。尤其不要收紧肚子、腿和臀部。

3．放松。再次收缩肌肉并维持 3 秒，接着放松 3 秒。如此反复 10 次，一共做 3 组。

4．当肌肉变得更加强壮时，试着在站立位或坐位练习。您可以在任何时候进行练习：坐在桌前时、开车时、排队时或做饭时等。

材料来源：改编自 *Urinary Incontinence Fact Sheet*，U.S. Department of Health and Human Services, Office on Women's Health（n.d.）. For more information see womenshealth.gov/publications/our-publications/fact-sheet/urinary-incontinence.html.

材料 3.E.　目标设定

我的长期目标是：

_____

_____

_____

我将在此日期前完成上述目标：_____

该目标或这些目标将会通过以下步骤实现：

（为了达到长期目标，您将设定哪些短期目标？）

例如，我将在本周不少于 4 天中步行 15 分钟

1. _____
2. _____
3. _____
4. _____
5. _____
6. _____

可能会影响我达到上述目标的情况包括：

（您认为会导致您为难或增加保持一致性的风险或增加挑战的情况）

例如，外面下雨时我不想出去走路。

1. _____
2. _____
3. _____
4. _____
5. _____
6. _____

材料 3.F. 需要重整旗鼓的信号

提示：有时候我们会经历一些退步，扰乱了我们刚刚建立的新的健康习惯和生活习惯。用下面的表格描述您的个人预警信号（"red flags"）。这些信号也许意味着向不健康的习惯倒退。然后，通过头脑风暴的方式讨论重整旗鼓的策略和资源。

预警信号	从前的习惯	新的策略
例如：下雨	暂停步行活动	应用健身视频在室内运动

我知道自己可以通过以下资源和策略来保持健康：

_____

_____

_____

材料 3.G. 体力活动反馈

提示：请列举您在过去一周参与的所有体力活动（例如，爬楼梯或遛狗），并在相应的选项上打钩。

活动	对您来说，这是一项新的活动吗？		这项活动对您而言：				完成这项活动后，您的情绪、觉醒度和夜间睡眠质量：			我能够经常参与这项活动		长期来看，为什么这项活动对您有益？	有哪些策略能帮助您在未来更轻松地完成这项活动？
	是	否	简单	难	有趣	无趣	更好了	更差了	没变化	是	否		

材料 3.H.　活到老，学到老

摩西奶奶在 70 多岁时才开始画画，而在此之前她从未接受过正规的绘画训练。她一直活到了 101 岁，完成了 1000 多幅作品。2006 年，她的一幅画卖出了 120 万美金的价格。

Laura Ingalls Wilder 因作品《草原小屋》(*Little House on the Prairie*) 而驰名。她的第一部作品直到 64 岁时才问世。她描写自己童年生活的书被成千上万的儿童阅读，并为一部电视连续剧奠定了基础。她一直活到了 90 岁。

Peter Mark Roget 在 70 岁生日前由于年龄被迫退休前是一位成功的科学家。在 73 岁时，他出版了第一版《罗格同义词词典》(*Roget's Thesaurus*)。在此之后，他持续更新该书，直到 90 岁去世。

瑞典神枪手 Oscar Swahn 分别在 60 和 64 岁时赢得了两枚奥运金牌。他在 72 岁时获得了最后一枚奖牌——银牌。

Sixto Rodriguez [参见电影《寻找小糖人》(*Searching for Sugar Man*)，2012] 在 20 世纪 70 年代发行了两张民谣唱片，但在美国的销量并不成功。70 岁时，他被重新发掘并在国家电视台上露面。他在 71 岁时仍然健在。

Ed Whitlock 以 82 岁的高龄多次参加马拉松比赛，并在 70 岁后多次跑了不过 3 小时。

给治疗师的提示：可以补充您所知道的积极向上的老年人及其事迹。

姚卜文 王 慧译 杨延砚 审校

4.1. 主题介绍

人的压力可以由多种因素引起，以各种形式表现出来，通过多种途径对人体造成影响。压力管理对老年人的身心健康以及在分子水平控制身体的应激反应都很重要。压力一旦显现，就会在体内引起复杂的多系统反应。交感神经系统、器官系统、激素以及组成人体的分子都参与其中。如果压力处理不当，可能会引起应激炎症反应，导致疼痛、疲劳、抑郁和慢性疾病等多种后果。压力和应激反应的管理对人们达到最佳健康和幸福状态至关重要。

由于压力以及压力导致的应激反应在美国老年人中的普遍性，本书特意增加了有关压力和应激反应管理的内容。癌症、关节炎、心脏病和肥胖等慢性疾病与压力和应激反应有关。在这一模块，治疗师将与参与者讨论压力对其心理和身体的影响，并探索减轻压力的方法。具体来说，回顾和讨论压力对身心的影响、与压力有关的身体机制、对压力的身体应激反应、放松的好处、放松的技巧、理解和管理压力，这些都是非常重要的。

在小组讨论中学到的内容也适用于个体化治疗，可以帮每个参与者确定最好的管理压力和应激反应的方法。可以借鉴模块 3 "长寿的基础：丰富多彩的活动"的内容，从中撷取一些想法并构建目标。

应对压力

大多数美国人反映，身体健康不佳是压力的一个主要来源 [美国心理协会（APA），2012]。压力的生理症状主要表现为烦躁、焦虑、疲劳、沮丧和缺乏兴趣。在美国，人们通常还会以不健康的方式来应对压力，如饮酒或吃高热量的食物等，进而加剧损害身心健康并导致恶性循环（APA，2012）。

在第二项南加州大学（USC）老年健康生活方案研究中，应对压力被认为是一种管理压力的策略。不同的应对方式包括：

- **积极应对**：对于不断变化的压力源，首选的应对方法是通过直接的行动、计划或抑制分散注意力的活动来解决问题（Heckhausen 和 Schulz，1995；Schulz 和 Heckhausen，1996）。
- **被动应对或回避应对**：与积极应对相反，是指放弃对他人的控制权（Field、McCabe 和 Schneiderman，1985）。
- **基于重新解释的积极应对**：是指尝试以更加积极的眼光来考虑压力源（Carver、Scheier 和 Weintraub，1989）。
- **宽容应对**：是一种通过将问题最小化或隐藏起来，避免强加于他人的应对方式（Wei、Liao、Heppner、Chao 和 Ku，2012）。

一些老年人采取积极应对的方法，另一些进行宽容应对或回避应对（Knight、Silverstein、McCallum 和 Fox，2000；Noh、Beiser、Kaspar、Hou 和 Rummens，1999），还有一些人则转而去寻求精神上的寄托和社会支持（Adams 和 Jackson，2000；Ditworth-Anderson、Williams 和 Gibson，2002）。生活方式重塑方案强调要积极应对，这一方法已经被证实对身体和心理健康均有正面影响（Knight 等，2000；Reich，2000；Smith 和 Zautra，2000；Stowell、

Kiercolt-Glaser 和 Glaser，2001）。许多方法有助于老年人应对压力和身体的应激反应。从应对已经存在的急性和慢性压力源，到明确压力的触发因素、减轻压力环境以及养成健康习惯以管理生活压力源。评估并确认一个人的优势和优点，时刻怀有感恩之心，享受开心时光，在忘我的状态下做事，体验有意义的生活，这些对拥有积极的生活体验都很重要，都可以降低压力和身体的应激反应（Harvard Medical School Special Health Report，2009）。

心流

心流是一种可以保持并提高身心健康的特殊心理状态（Krygier、Heathers、Shahrestani、Abbott、Gross 和 Kemp，2013）。心流是由 Csikszentmihalyi（1975）首先提出的。当一个人在各种日常工作或休闲活动中集中精力并遵循既定规则或努力实现明确且具体的目标时，即可能达到心流状态。当这种活动的挑战维持在恰好足够的水平（但不会太高），反馈及时且可理解时，一个人即可在这种体验中"失去"自我，达到心流状态（Csikszentmihalyi 和 Larson，1984）。

老年人很有可能已经体验过可以达到心流状态的活动。人们可能在艺术创造、体育活动、工作或做志愿活动时达成心流状态。通过和他人讨论忘我的体验和产生忘我的技巧，可能有助于老年人寻找新的可以产生心流的活动，或者重拾曾让他们感到过忘我但后来中断了的活动。

另外，积极的情感体验与降低慢性健康风险相关。积极情绪已被证实可以降低压力的生理影响并减少负面情绪，从而减少身体的应激反应（Harvard Medical School Special Health Report，2009）。

休息和睡眠

最后，获得充足的睡眠和休息时间是非常重要的。休息可以帮助大脑刷新和自洁，让我们更好地吸收和消化新的知识和信息（Agus，2011）。在睡觉的时候，脑脊液流过大脑，带走脑中与阿尔茨海默病及帕金森病相关的神经毒素及其他废物（Xie 等，2013）。

4.2. 小组讨论推荐话题

应对压力

- 什么是压力？什么是您的压力源？
- 压力是如何影响您的身体的？
- 讨论健康与快乐和积极思考价值之间的关系（哈佛健康积极心理学是很好的参考资源，可以在 www.health.harvard.edu 这个网站上找到）。
- 您是如何应对压力的？【🖐 材料 4.A.，"压力应对策略清单"】
- 有哪些您想尝试的技巧？【🖐 材料 4.B.，"在感到焦虑时如何快速应对压力"】
- 您是如何与自己对话的？您的思维模式是如何影响您管理压力的？
- 观看在 Mihaly Csikszentmihalyi 的关于心流的 TED 演讲。去 TED.com 网站搜索"Mihaly Csikszentmihalyi：心流，幸福的秘密"。您认为您可以做什么以达到忘我状态？

减轻压力

- 有哪些简单的减轻压力和身体应激反应的技巧是您可以融合到生活中的？
  - 想办法休息。
  - 避免慢性压力源。
  - 小憩一下。
  - 别让自己承受太多——学会说不！
  - 享受快乐的体力活动。
  - 避免提过重的箱子、穿高跟鞋以及穿不舒适的衣服。使用人体工程学设计的行李箱（Agus，2011）。

4.3. 推荐的活动

- 完成压力测试。
- 列出压力源并进行讨论。【🖐 材料 4.C.，"压力管理：找到并管理压力源"】
- 探索焦虑的感受。【🖐 材料 4.D.，"探索焦虑"】
- 探索压力是如何作用于睡眠的。【🖐 材料 4.E.，什么影响了我的睡眠？】

- 已证实规律地练习瑜伽呼吸有助于健康，如可改善心肺功能（Upadhyay Dhungel、Malhotra、Sarkar 和 Prajapati，2008）。向大家展示瑜伽呼吸法。可以参考 Raghuraj、Ramakrishnan、Nagendra 和 Telles（1998）以及 Srivastava、Jain 和 Singhal（2005）中的练习瑜伽呼吸的则详细技巧。
- 练习放松技巧（身体扫描、呼吸、打哈欠的艺术、渐进式放松、冥想、想象和形象化以及体力活动；参考【👋 材料 4.C.，"压力管理：找到并管理压力源"】
- 讨论去除压力的方法以及如何把这些想法付诸每日实践。
- 做感恩练习：记录下您的祝福，列出让您感恩的事件。
- 在活动中记录您的忘我体验。
- 做一次短途旅行：
  - 户外瑜伽或冥想。
  - 散步以减轻压力。

4.4.　压力和应激反应管理的材料

- 材料 4.A. 压力应对策略清单
- 材料 4.B. 在感到焦虑时如何快速应对压力
- 材料 4.C. 压力管理：找到并管理压力源
- 材料 4.D. 探索焦虑
- 材料 4.E. 什么影响了我的睡眠？

参考文献

Adams, V. H., & Jackson, J. S. (2000). The contribution of hope to the quality of life among aging African Americans: 1980–1992. *International Journal of Aging and Human Development, 50,* 279–295.

Agus, D. (2011). *The end of illness.* New York: Free Press.

American Psychological Association. (2012). *Stress in America: Our health at risk.* Retrieved from www.stressinamerica.org

Broadbent, E., Kahokehr, A., Booth, R. J., Thomas, J., Windsor, J. A., Buchanan, C. M., ... Hill, A. G. (2012). A brief relaxation intervention reduces stress and improves surgical wound healing response: A randomised trial. *Brain, Behavior, and Immunity, 26*(2), 212–217.

Carver, C. S., Scheier, M. F., & Weintraub, J. K. (1989). Assessing coping strategies: A theoretically based approach. *Journal of Personality and Social Psychology, 56*(2), 267–283.

Csikszentmihalyi, M. (1975). *Beyond boredom and anxiety.* San Francisco: Jossey-Bass.

Csikszentmihalyi, M., & Larson, R. (1984). *Being adolescent: Conflict and growth in the teenage years.* New York: Basic Books.

Davis, J. L., Rhudy, J. L., Pruiksma, K. E., Byrd, P., Williams, A. E., McCabe, K. M., & Bartley, E. J. (2011). Physiological predictors of response to exposure, relaxation, and rescripting therapy for chronic nightmares in a randomized clinical trial. *Journal of Clinical Sleep Medicine, 7*(6), 622–631.

Davis, M., Eshelman, E. R., & McKay, M. (1995). *The relaxation and stress reduction workbook* (4th ed.). Oakland, CA: New Harbinger.

Ditworth-Anderson, P., Williams, I. C., & Gibson, B. E. (2002). Issues of race, ethnicity, and culture in caregiving research: A 20-year review (1980–2000). *The Gerontologist, 42,* 237–272.

Elkin, I. (1999). A major dilemma in psychotherapy outcome research: Disentangling therapists from therapies. *Clinical Psychology: Science and Practice, 6,* 10–32.

Field, T., McCabe, P. M., & Schneiderman, N. (1985). *Stress and coping.* Hillsdale, NJ: Erlbaum.

Francina, S. (1997). *The new yoga for people over 50.* Deerfield Beach, FL: Health Communications.

Goliszek, A. (1992). *60 second stress management: The quickest way to relax and ease anxiety.* Oxford, UK: New Horizon Press.

Harvard Medical School Special Health Report. (2009). *Positive psychology: Harnessing the power of happiness, personal strength, and mindfulness.* Boston: Harvard Health.

Heckhausen, J., & Schulz, R. (1995). A life-span theory of control. *Psychological Review, 102,* 284–304.

Holmes, T. H., & Rahe, R. H. (1967). The social readjustment rating scale. *Journal of Psychosomatic Research, 11*(2), 213–221.

Iyengar, B. K. (2003). *Light on pranayama.* New York: Crossroad Publishing Co.

Knight, R., Silverstein, M., McCallum, T., & Fox, L. (2000). A sociocultural stress and coping model for mental health outcomes among African American caregivers in southern California. *Journal of Gerontology: Psychological Sciences, 55*(3), P142–P150. http://dx.doi.org/10.1093/geronb/55.3.P142

Krygier, J. R., Heathers, J. A. J., Shahrestani, S., Abbott, M., Gross, J. J., & Kemp, A. H. (2013). Mindfulness meditation, well-being, and heart rate variability: A preliminary investigation into the impact of intensive Vipassana meditation. *International Journal of Psychophysiology, 89,* 305–313.

Mastin, D. F., Bryson, J., & Corwyn, R. (2006). Assessment of sleep hygiene using the sleep hygiene index. *Journal of Behavioral Medicine, 29*(3), 223–227.

Mozaffarian, D., Hao, T., Rimm, E., Willett, W., & Hu, F. (2011). Changes in diet and lifestyle and long-term weight gain in women and men. *New England Journal of Medicine, 364,* 2392–2404.

National Heart, Lung, and Blood Institute. (2011, August). *Your guide to healthy sleep.* Retrieved from www.nhlbi.nih.gov/health/public/sleep/healthy_sleep.pdf

National Sleep Foundation. (2013). *How much sleep do we really need?* Retrieved from sleepfoundation.org/how-sleep-works/how-much-sleep-do-we-really-need

Noh, S., Beiser, M., Kaspar, V., Hou, F., & Rummens, J. (1999). Perceived racial discrimination, depression, and coping: A study of southeast Asian refugees in Canada. *Journal of Health and Social Behavior, 40*(3), 193–207.

Raghuraj, P., Ramakrishnan, A. G., Nagendra, H. R., & Telles, S. (1998). Effect of two selected yogic breathing techniques on heart rate variability. *Indian Journal of Physiology and Pharmacology, 42*(4), 467–472.

Reich, J. (2000). Routinization as a factor in the coping and the mental health of women with fibromyalgia. *Occupational Therapy Journal of Research, 20,* 41S–50S.

Rugh, J. D., Perlis, D. B., & Disraeli, R. I. (Eds.). (1977). *Biofeedback in dentistry: Research and clinical applications.* Phoenix, AZ: Semantodontics.

Schulz, R., & Heckhausen, J. (1996). A life span model of successful aging. *American Psychologist, 51,* 702–714.

Smith, B. W., & Zautra, A. J. (2000). Purpose in life and coping with knee-replacement surgery. *Occupational Therapy Journal of Research, 20,* 96–99.

Srivastava, R. D., Jain, N., & Singhal, A. (2005). Influence of alternate nostril breathing on cardiorespiratory and autonomic functions in healthy young adults. *Indian Journal of Physiology and Pharmacology, 49*(4), 475–483.

Stowell, J. R., Kiercolt-Glaser, J. K., & Glaser, R. (2001). Perceived stress and cellular immunity: When coping counts. *Journal of Behavioral Medicine, 24,* 323–339.

Talbott, S. (2002). *The cortisol connection: Why stress makes you fat and ruins your health—And what you can do about it.* Alameda, CA: Hunter House.

Trenberth, L., & Dewe, P. (2002). The importance of leisure as a means of coping with work related stress: An exploratory study. *Counselling Psychology Quarterly, 15*(1), 59–72.

Upadhyay Dhungel K., Malhotra V., Sarkar D., & Prajapati R. (2008). Effect of alternate nostril breathing exercise on cardiorespiratory functions. *Nepal Medical College Journal, 10*(1), 25–27.

U.S. Department of Health and Human Services, Substance Abuse and Mental Health Services Administration. (2009). *Practitioner guides and handouts: Illness management and recovery.* Rockville, MD: Author. Retrieved from www.store.samhsa.gov/shin/content/SMA09–4463/PractitionerGuidesandHandouts.pdf

Vienne, E., & Lennard, E. (1998). *The art of doing nothing: Simple ways to make time for yourself.* New York: Potter House.

Wei, M., Liao, K. Y., Heppner, P. P., Chao, R. C., & Ku, T. Y. (2012). Forbearance coping, identification with heritage culture, acculturative stress, and psychological distress among Chinese international students. *Journal of Counseling Psychology, 59*(1), 97–106. http://dx.doi.org/10.1037/a0025473

Xie, L., Kang, H., Xu, Q., Chen, M. J., Liao, Y., Thiyagarajan, M., . . . Nedergaard, M. (2013). Sleep drives metabolite clearance from the adult brain. *Science, 342*(6156), 373–377.

材料 4.A.　压力应对策略清单

- 您应用哪些技巧来应对压力?
- 您希望今后可以提升或尝试哪些技巧?

技巧	我已经使用了这一技巧	我希望今后可以尝试或提升这一技巧
和别人谈话		
放松		
进行积极的自我对话		
保持幽默感		
参加宗教或其他灵性活动		
与大自然接触		
锻炼		
写日记		
听音乐		
创作艺术作品或去看艺术展		
做自己的爱好		
其他:		
其他:		

源自: 改编自 *Practitioner Guides and Handouts*: *Illness Management and Recovery* by the U.S. Department of Health and Human Services, Substance Abuse and Mental Health Services Administration, 2009, Rockville MD: Author 检索 www.store samhsa. gov/shin/content/SMA09-4463/PractitionerGuidesandHandouts.pdf

材料 4.B.　在感到焦虑时如何快速应对压力

- 锻炼身体或散个步
- 听音乐
- 祈祷
- 深呼吸（隆起嘴唇）
- 做肌肉放松练习
- 放个小假（10 分钟的假期）
- 想象和形象化
- 学会说不
- 把一些事情放入您的"无法控制盒"
- 把事情委托给他人
- 清洗
- 做繁重的工作
- 捏压力球
- 在纸上写下让您担心的事情，然后把它扔了
- 阅读
- 在旅行中记日记
- 和宠物玩耍
- 列举待办事项清单
- 规划日程
- 拥抱别人
- 行善
- 给好朋友打电话
- 洗个澡或者泡个澡
- 整理您的住所
- 拉伸
- 记住，"这，也终将过去"

材料 4.C.　压力管理：找到并管理压力源

列出让您感觉到压力的三个环境：

1. _____
2. _____
3. _____

列出五个在这些环境下让您感觉到压力的活动：

1. _____
2. _____
3. _____
4. _____
5. _____

列出三个您不会感觉到压力的环境：

1. _____
2. _____
3. _____

列出五个在这些环境中可以减轻压力的活动：

1. _____
2. _____
3. _____
4. _____
5. _____

当我们意识到哪些环境或活动可以导致压力，以及当我们感受到压力时有哪些表现，我们就更有可能把压力管理的技巧应用到日常生活中。

- 您上一次感觉到压力是什么时候？
- 当时您在哪里？
- 您是如何应对的？
- 重回当时的情景，您是否会用不同的方法处理？

我们为什么需要放松

还记得战斗或逃跑吗？

战斗或逃跑反应是应对刺激的一系列反应。

- 下丘脑使交感神经系统释放肾上腺素、去甲肾上腺素（也称副肾上腺素和正肾上腺素）及其他压力激素（糖皮质激素）。
- 这些激素就像信使一样让身体进入觉醒状态：

- ○ 降低代谢。
- ○ 升高心率和血压。
- ○ 加快呼吸频率。
- ○ 增加肌张力。
- ○ 升高糖皮质激素水平。
- 战斗或逃跑在紧急状态下是有用且必需的，但如果长期存在，则是危险且可能有害的，尤其是当我们不能用原始本能实现战斗或逃跑时（将它释放出来）。
- 这些不可避免的躯体反应有一些有害的特性，慢性现代压力源也有一些负面效应，找到控制以及中和它们的方法非常重要。

矫正方法：放松反应

放松反应——战斗或逃跑的对立面

- 减少刺激，抵消战斗或逃跑的反应。
- 副交感神经系统被激活，引起与交感神经系统相反的作用：
  - ○ 增加代谢。
  - ○ 降低心率。
  - ○ 降低血压。
  - ○ 减慢呼吸频率。
  - ○ 降低肌张力。
- 副交感神经系统在人体休息时最为活跃，通过消化和清除等类似"家务活儿"的琐碎、重复的活动来修复和保持稳态。

放松的过程和技巧

放松过程可引出放松反应，从而减轻压力相关症状，如慢性焦虑、失眠、压力性头痛、偏头痛和局部肌紧张等（Rugh、Perlis 和 Disraeli，1977，p751）。

身体扫描

- 闭上双眼，挪动身体，一次一个部位，从脚趾开始。
- 问自己："我的这个部位紧张吗？""我在增加这部分的紧张吗？"
- 增加肌肉张力（挤压特定部位的肌肉）。
- 放松。
- 转移至下一个部位（Elkin，1999）。

呼吸

胸式呼吸 vs 腹式呼吸

- 胸式呼吸浅、不规则、快，并与压力、焦虑、久坐和耸肩有关。
- 胸式呼吸可导致氧气供应不足及血液氧化不充分，心率和肌张力增加，压力反应被启动。
- 腹式呼吸（想象新生儿的睡眠）是最容易的启动放松反应的方法。

打哈欠的艺术

- 打哈欠可以通过提高身体和血液中的氧气含量及牵伸面部肌肉来减轻压力（Vienne & Lennard，1998）。

渐进性放松

- 深层肌肉放松与焦虑完全相悖，可以打破惯性压力反应。

冥想

- 冥想已被证实可通过启动放松反应来抵消压力的躯体影响。

想象及形象化

- 研究显示，正面思考、有导向的想象、形象化以及放松可以用于治疗轻微的躯体疾病（Broadbent 等，2012；Davis 等，2011）。
- 用于减轻压力症状和躯体疾病。

体力活动

- 活动身体的确有助于减轻压力反应，这是数次自然选择的结果，需要消耗能量。

理解睡眠如何影响食欲和代谢

充足、高质量的睡眠对日常代谢的正常功能、激素代谢过程及食欲调节都非常重要。
- 社交方式的改变，如电视和网络应用的增加，导致很大一部分人存在慢性睡眠不足。
- 在美国，30% 的 30 ～ 64 岁的成年人每日睡眠少于 6 小时。睡眠不足可能与肥胖、糖尿病以及心血管疾病的增加有关。
- 挑战也来自这样一个事实，即睡眠质量会随着年龄增加而自然下降。
- 瘦素是一种食物摄入的长期影响因子，可以持续抑制食物摄入，同时增加能量消耗。
- 生长激素释放肽是一种食欲调节因子，在进食前增加，进食后减少。
- 一些研究发现，反复的睡眠不足和慢性睡眠缺乏与瘦素水平下降和生长激素释放肽水平增加相关（Mozaffarian、Hao、Rimm、Willett 和 Hu，2011）。

我们需要多少睡眠

- 哈佛公共卫生学院（Harvard School of Public Health）在最近发表的文章中指出，睡眠少于 6 小时或多于 8 小时是增重人群的共同特征（Mozaffarian 等，2011）。
- 国际睡眠组织（National Sleep Foundation，2013）建议成年人每晚睡 7 ～ 9 小时。
- 睡眠是非常个体化的，睡眠量可能与许多因素相关，比如体力活动水平等。
- 拥有平稳的睡眠 – 清醒周期非常重要（Agus，2011）。

睡眠卫生

睡眠卫生指练习可以促进优质睡眠的行为，规避会影响睡眠的行为（Mastin、Bryson 和 Corwyn，2006）。

以下为睡眠卫生的例子：

- 有一个规律的睡眠及清醒的规划。
- 避免在傍晚喝咖啡、吸烟，不要摄入酒精来助眠。
- 规律锻炼。但不要在睡前 2 小时内锻炼。规律锻炼有助于解决一些睡眠障碍。
- 至少在睡前 2 小时内避免做家务、文书工作或其他刺激性的行为。
- 避免在很饱或很饿的时候入睡。
- 卧室只用来睡觉。在一个黑暗、安静、通风且温度适宜的环境下入睡。
- 在睡前放松。洗热水澡、听舒缓的音乐、冥想或者尝试呼吸或放松训练。
- 将钟表转过去背对着床，以避免早醒时一直盯着时间。
- 如果上床后 20 分钟内还是无法入睡，或者早醒后再难入睡，就不要继续留在床上，起来做一些放松的活动，如读书，直到您感到困倦。
- 只在医生指导下短期服用助眠的非处方或者处方药物。有些助眠药物会让人在白天感到困倦，或具有其他副作用。

请注意：一些研究发现，增加睡眠可以减重。睡得越多的人，能量更足，在白天也就更不会一直想要吃含糖及碳水化合物的零食来补充能量。所以，好好休息吧！这可能正是您的身体需要的！

源自：内容源自 "The Cortisol Connection," in *Why Stress Makes You Fat and Ruins Your Health——And What You Can Do About It*, by S. Talbott, 2002, Alameda, CA：Hunter House Publishers, p. 84；and *Your Guide to Healty Sleep* by the National Heart, Lung, and Blood Institute, 2011, August, 检索 www.nhlbi.nih.gov/public/sleep/healthy_sleep.pdf

习惯和压力

- 习惯对正常的躯体的高效运转十分重要。
- 坏习惯可能会影响我们以促进健康的方式活动的能力。
- 慢性压力是一个坏习惯，是日积月累的慢性压力反应。
- 压力反应与慢性压力有关，需要处理。（Davis，Eshelman，& Mckay，1995，pp.35-38；Goliszek，1992，pp.4-5）

我们无法一直控制发生什么，但我们可以控制自己的反应。

放松反应健康承诺

思考一下我们所讨论的放松技巧。

您有其他技巧吗？

_____

_____

您会使用哪些技巧来减轻与特定环境和活动相关的压力？

_____

_____

具体一点——把您的技巧写下来。

_____

_____

_____

参考文献

Agus, D. (2011). _The end of illness._ New York: Free Press.

Broadbent, E., Kahokehr, A., Booth, R. J., Thomas, J., Windsor, J. A., Buchanan, C. M., … Hill, A. G. (2012). A brief relaxation intervention reduces stress and improves surgical wound healing response: A randomised trial. _Brain, Behavior, and Immunity, 26_(2), 212–217.

Davis, J. L., Rhudy, J. L., Pruiksma, K. E., Byrd, P., Williams, A. E., McCabe, K. M., & Bartley, E. J. (2011). Physiological predictors of response to exposure, relaxation, and rescripting therapy for chronic nightmares in a randomized clinical trial. _Journal of Clinical Sleep Medicine, 7_(6), 622–631.

Davis, M., Eshelman, E. R., & McKay, M. (1995). _The relaxation and stress reduction workbook_ (4th ed.). Oakland, CA: New Harbinger.

Elkin, I. (1999). A major dilemma in psychotherapy outcome research: Disentangling therapists from therapies. _Clinical Psychology: Science and Practice, 6,_ 10–32.

Goliszek, A. (1992). _60 second stress management: The quickest way to relax and ease anxiety._ Oxford, UK: New Horizon Press.

Mozaffarian, D., Hao, T., Rimm, E., Willett, W., & Hu, F. (2011). Changes in diet and lifestyle and long-term weight gain in women and men. _New England Journal of Medicine, 364,_ 2392–2404.

National Heart, Lung, and Blood Institute. (2011, August). _Your guide to healthy sleep._ Retrieved from www.nhlbi.nih.gov/health/public/sleep/healthy_sleep.pdf

National Sleep Foundation. (2013). _How much sleep do we really need?_ Retrieved from sleepfoundation.org/how-sleep-works/how-much-sleep-do-we-really-need

Talbott, S. (2002). _The cortisol connection: Why stress makes you fat and ruins your health—and what you can do about it._ Alameda, CA: Hunter House.

Vienne, E., & Lennard, E. (1998). _The art of doing nothing: Simple ways to make time for yourself._ New York: Potter House.

材料 4.D.　探索焦虑

焦虑是一种常见的感觉，可以以多种方式来描述。人们可以通过躯体和（或）心理的感觉、感受来描述焦虑。以下是人们可能用来描述焦虑的一些例子：

心理感受			
• 害怕发生最坏的事情 • 不稳定 • 心神不定 • 恐惧 • 害怕	• 失去控制 • 尴尬 • 受到指责 • 紧张 • 孤独	• 抑郁 • 害怕死亡 • 惊恐 • 困惑 • 被拒绝 • 生气	• 情绪处于边缘 • 恐慌 • 担心 • 被束缚 • 被孤立

躯体感受			
麻木 麻木感 感到温暖或热 双腿颤抖 无法放松 眩晕 心跳加快或加重	窒息感 手颤 浑身颤抖 不稳定 震颤 呼吸困难 消化不良	面部潮红 出汗或出冷汗 心悸 胸闷 胃痛 呼吸不受控制	口干 浑身是汗 肌张力高或肌痛 疲劳 浑身无力 晕倒 头晕目眩

任务 1．在上表中，圈出所有您曾经因焦虑而感受过的词语或短语。

任务 2．回看您的选择，在可导致您焦虑的情境下三个最为明显的感觉旁边画一颗星星。

任务 3．简短描述会导致您最明显的焦虑感（就像您标注星星的那三个）的情景。

任务 4．圈出您对如下问题的答案：您的焦虑感主要属于心理层面、躯体层面还是均等分布？

心理　　　　　　　　　　躯体　　　　　　　　　　均等分布

材料 4.E. 什么影响了我的睡眠?

有助于睡眠的事情	会影响睡眠的事情

87

刘小燮 译 谷 莉 周谋望 审校

5.1. 主题介绍

健康饮食对任何年龄的人都十分重要。这一活动不仅包括食物的选择，还包括独自或与他人一同进餐的体验。学习营养学并理解食品标签是进行小组烹饪活动的第一步。值得注意的是，不该孤立看待营养成分，而应与"作业"概念相联系。例如，参与者必须意识到我们所吃的食物会直接影响我们的能量水平。与久坐不动的生活方式相比，积极参与各种活动的人需要不同水平的营养支持。

将健康饮食纳入个人日常生活应包括以下组成部分（Agus, 2011）：

- 保持规律的进餐时间。
- 每周约食用 3 次深海鱼（如鳟鱼、金枪鱼和比目鱼）。
- 选择多种色彩的蔬果。
- 如果选择饮酒并且没有酒精成瘾或肿瘤的风险，每周 5 个晚上可享用一杯红酒。
- 在膳食中加入优质脂肪，如植物源性脂肪。
- 尽可能食用天然的非加工食物。

治疗师应鼓励小组成员尽可能全程参与小组烹饪活动的整个过程。这一过程包括从策划一顿饭，到一起购物，到操作，再到清理。推荐一项邀请营养师在进行烹饪前对小组进行发言的活动，这样他所传授的知识就会融入活动中。当然，一顿饭的食物摄入量需要根据健康饮食的原则来进行计划。治疗师还应该花时间去了解个人的营养需求，并通过教育材料和讨论尽早关注到这些信息。

治疗师应该注意到，与大多数其他活动相比，小组烹饪活动通常需要更多的精力用于准备、操作和清理（的活动）。我们的方案不允许使用居住地区配备的烹饪工具。相反，我们会带自己的炉子、刀、砧板、碗和冷藏设备等。

5.2. 小组讨论推荐话题

用餐与作业活动

- 日常活动如何影响对食物的需求？
- 您最喜爱的食物是什么？
- 您在吃饭和用餐上有什么不同？
- 独自进餐和与他人一同进餐有何不同？您更喜欢哪一个？何时，以及为什么？
- 准备用餐和用餐过程中包括的所有作业活动是什么？
- 健康饮食如何融入您的日常生活？
- 当与他人一同用餐或在餐厅用餐时，您如何保持健康饮食习惯？

营养

- 营养与常见的健康问题，如高胆固醇及高血压有何关系？
- 一个人如何决定他的健康体重是多少？
- 一餐包括什么？在 ChooseMyPlate.gov 网站上查阅美国农业部膳食指南（USDA Dietary Guidelines），以获取关于一餐的推荐（图 M5.1.）。
- 解决小组提出的问题。如果邀请营养学家发

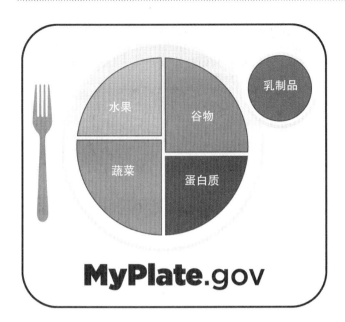

图 M5.1. 美国农业部关于一餐份量的膳食指南
出处：www.myplate.gov/resources/graphics/myplate-graphics.

言，在活动开始前发送小组提问。

理解食品标签

【🖐 使用材料 5.A.，"食品标签测验"中的示例问题】

- 这件食物中有多少饱和脂肪？
- 哪种食物每份含有更多的卡路里？
- 5 块饼干中的钠占推荐日摄入量的百分比的多少？

其他话题

- 参与者对常见疾病的顺势疗法及食物疗法的经验（如用柠檬和蜂蜜治疗普通感冒）。
- 药物与食物的相互作用。

5.3.　推荐的活动

营养

- 从简单的营养筛选工具开始（像网站 www.methodisthealthsystem.org/seniorquizzes 提供的那样）。
- 邀请一名营养学家作为客座讲者。解决小组提出的问题，并在活动开始前将问题发送给营养

学家，包括药物与食物相互作用的信息。

- 在讲座结束后，简单地概述所涵盖的内容，包括对小组提出的问题所做的答复，以及营养学家所推荐的任何其他有用的建议。
- 回顾食品安全操作规程（资源见 www.fda.gov 以及 www.eatright.org）。
- 提供当地卫生部门的宣传册。
- 去当地农贸市场进行一次购物。
- 创建小组食谱。

理解食品标签

- 回答问题并讨论【🖐 材料 5.A.，"食品标签测验"】及【🖐 材料 5.B.，"食品定义测验"】。
- 回顾材料，如【🖐 材料 5.C.，"如何读食品标签"】。

用餐与作业活动

（注意：这些活动需要在了解营养及食品标签后进行。）

- 作为一个小组，应用新的信息共同来策划并准备健康的一餐。
- 将购物视为完整食品标签教育的一部分。

其他话题

- 测试小组成员关于药物的基础知识【🖐 材料 5.D.，"药物测验"】。
- 回顾【🖐 材料 5.E.，"药物：您应当知道的事情"】。
- 确保所有的小组成员都有一份他们当前药物的清单，并将其放在一个安全的地方，以便医生检查和处理紧急情况。
- 设计一个系统来尽量减少服药错误（如整理盒和手机提醒）。

5.4.　膳食与营养的材料

- 材料 5.A. 食品标签测验
- 材料 5.B. 食品定义测验
- 材料 5.C. 如何读食品标签
- 材料 5.D. 药物测验

• 材料 5.E. 药物：您应当知道的事情

参考资料

Agus, D. (2011). *The end of illness*. New York: Free Press.

National Institute on Aging. (2013). *Medicines: Use them safely*. Bethesda, MD: Author. Retrieved from http://www.nia.nih.gov/sites/default/files/medicines_use_them_safely_0.pdf

材料 5.A.　食品标签测验

提示：使用样品食品及包装。

1．按从最健康到最不健康的顺序对食用油进行排序：

_____

_____

_____

_____

2．从一杯以下食物中您可以获得多少克膳食纤维？

葡萄果仁？　　_____

麦圈？　　_____

米糕？　　_____

3．混合果汁、斯纳普混合果味饮料或健怡可乐更健康吗？为什么？

_____

4．低脂金枪鱼与白金枪鱼之间的三个主要不同点是什么？

_____

_____

_____

5．如果您正在采用低盐饮食，哪个牌子的面包屑最好？

_____

6．将所提供的零食按从最健康到最不健康的顺序列出：

_____

_____

_____

材料 5.B.　食品定义测验

提示：圈出正确答案

1. **净重**的含义是指
    a）内容物的重量
    b）包装的重量
    c）包装及内容物的重量

2. 食品标签上的**营养信息**会给出
    a）重量和价格
    b）如何服务
    c）人体如何利用食物

3. **成分**是指
    a）注意事项
    b）所含之物
    c）剂量

4. **易腐烂食品**是指
    a）含有高热量
    b）不含人工成分
    c）在冰箱外容易变质

材料 5.C.　如何读食品标签

阅读标签可以帮助您选择正确的食物。商店内的包装食品会在其包装的营养成分表中列出营养信息。

- 营养成分表会告诉您每份食物的量及每份食物中多种营养素如总脂肪、饱和脂肪、胆固醇、钠及纤维的含量。
- 营养成分声明，如"低脂"提供了对产品的可靠描述，然而，还是需要注意"低脂""脱脂"及"不添加蔗糖"等这些词汇的含义。
- 配料表按重量降序显示。
- 免贴标签食品包括非常小包装的食物、商店准备的食物以及由小制造商生产的食物。

以下是一个营养成分表的例子。在最上面，可见每份食物量及每个包装食物所含份数。标签上的信息所列出的是一份食物的营养信息。

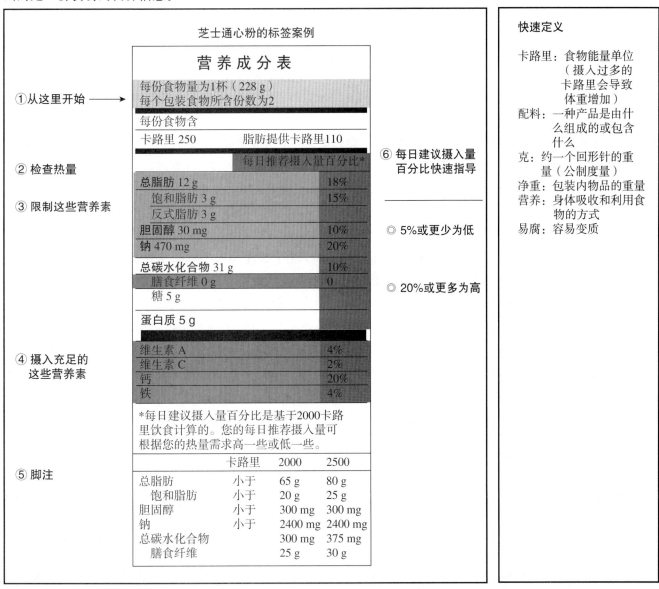

出处：转载自 *Nutrition Facts Label Images for Download*，by the US. Food and Drug Administration，2011. 检索 http://www.fda.gov/Food/LabelingNutrition/PrintInformationMaterials/ucm114115.htm

材料 5.C.　如何读食品标签（续）

食品标签上的一份食物量可能跟您进食计划中的食物份量或平时吃的食物份量有所不同。例如，如果您平时吃 2 份这种产品，就需要将营养成分表中的所有数字乘以 2。

标签左侧的信息提供每份食物中不同营养成分的总量。为正确选择食物，检查以下成分的总量

- **卡路里**：卡路里能衡量您从一份食物中获得多少能量。如果您想保持体重，就必须平衡您摄入的卡路里量和为了产生能量身体所消耗的卡路里量。摄入了超过身体消耗的卡路里就会导致体重增加；若摄入的卡路里更少，则导致体重下降。**记住：您吃掉的食物份数决定了您实际摄入的卡路里量。**

- **总脂肪**：总脂肪指一份这种食物中的所有脂肪，包括健康的脂肪（不饱和脂肪和 omega-3 脂肪酸）以及不健康的脂肪（饱和及反式脂肪）。您的身体需要脂肪，但不能过多。脂肪应占到每日总热量的 20% ~ 35%（美国农业部以及美国卫生及公共服务部，2010）。当您喜欢的食物脂肪含量高的时候，就在一天其他时间用低脂的食物进行平衡。要了解每天应摄入的总脂肪量，请查看营养成分标签底部的每日推荐摄入量标注。

- **饱和脂肪**：饱和脂肪是一种不健康的或"坏"脂肪。它可以使低密度脂蛋白（"坏"）胆固醇升高，使您有罹患心脏疾病的风险，心脏病是美国人的主要死亡原因。卫生专家建议尽可能少摄入饱和脂肪。

- **反式脂肪**：反式脂肪是另一种不健康的或"坏"脂肪。像饱和脂肪一样，反式脂肪会使低密度脂蛋白胆固醇升高，并增加患心脏疾病或其他健康问题的风险。卫生专家建议应尽可能少摄入反式脂肪。**记住：您的膳食中完全不需要反式脂肪。**

- **胆固醇**：胆固醇是一种脂肪物质，存在于肉类和蛋类等动物性食物中。胆固醇有两种类型：有益的高密度脂蛋白胆固醇，以及大量摄入后会损害健康的低密度脂蛋白胆固醇。高密度脂蛋白胆固醇可以存在于鱼类、坚果和橄榄油等食物中。低密度胆固醇脂蛋白在全脂乳制品、红肉及加工食品中更多见。摄入过多的低密度脂蛋白胆固醇会增加罹患心脏疾病及发生其他健康问题的风险。卫生专家建议适量食用含低密度脂蛋白胆固醇的食物，重点摄入对心脏健康有益的高密度脂蛋白胆固醇。

- **钠**：钠是一种有助于身体功能的必要元素，但每天只需要少量摄入。将每日钠摄入量限制在推荐值以内。过多的钠可导致高血压。它还会加重慢性疾病，如充血性心力衰竭、肝硬化及肾病（美国国立卫生研究院，2012）。如果您有这些问题中的一个，就要和专业人士来讨论您的钠摄入量问题。

- **总碳水化合物**：总碳水化合物指的是一份某种食物中的糖、淀粉及纤维。碳水化合物是身体主要的燃料来源。为了让身体正常运作，每天 45% ~ 65% 的热量应该来自碳水化合物（美国农业部以及美国卫生及公共服务部，2010）。虽然大多数人摄入的总碳水化合物足够，但也有很多人摄入了过多的添加糖和精制谷物，而没有摄入足够的纤维。

- **纤维**：纤维是一种碳水化合物，天然存在于植物性食物中，如豆类、全谷类、水果、蔬菜和坚果。它帮助身体产生饱腹感，及健康排便，并可能降低罹患心脏疾病、肥胖及 2 型糖尿病的风险（美国农业部以及美国卫生及公共服务部，2010）。

参考文献

National Institutes of Health. (2012). *Sodium in diet.* Retrieved from http://www.nlm.nih.gov/medlineplus/ency/article/002415.htm

U.S. Department of Agriculture, & U.S. Department of Health and Human Services. (2010). *Dietary guidelines for Americans, 2010* (7th ed.). Retrieved from http://www.health.gov/dietaryguidelines/dga2010/DietaryGuidelines2010.pdf

U.S. Food and Drug Administration. (2011). *Nutrition facts label images for download.* Retrieved from http://www.fda.gov/Food/LabelingNutrition/ PrintInformationMaterials/ucm114155.htm

材料 5.D.　药物测验

提示：圈出正确答案。

	正确	错误
1．当医生或护士开新药时，我不需要告诉他们我所服用的所有药物。	正确	错误
2．如果我吞咽药片困难，应先将其压碎或砸碎。	正确	错误
3．即使在药还没吃完之前已经开始好转，我也不应该停药。	正确	错误
4．如果不小心漏服了一次药，我应该在下次服药时加倍。	正确	错误
5．如果因药物出现任何问题或发生严重副作用，应给我的医生打电话。	正确	错误
6．我应该保留我的所有药品说明书。	正确	错误
7．如果别人和我有一样的身体状况，我就可以服药他人的处方药。	正确	错误

答案

1．错误——您的医生或护士需要知道您所服用的所有药物及维生素。

2．错误——询问药剂师如何处理难以吞咽的药物。

3．正确——除非医生说可以停药，否则一定要把药吃完。

4．错误——如果您漏服了一次药，给医生打电话询问如何处理。

5．正确——如果您出现如头晕、皮疹、呼吸困难或情绪波动这些问题，给您的医生打电话。

6．正确——把所有药品说明书放在同一个位置。

7．错误——切勿服用他人的处方药，或将您的处方药给别人。

出处：改编自 *Medicines：Use Them Safely*，by National Institute on Aging，2013．Bethesda，MD：Author. 检索 http://www.nia.nih.gov/sites/default/files/medicines_use_them_safely_0.pdf

材料 5.E.　药物：您应当知道的事情

1. 药物的名称是什么，以及我为什么要服用它？
2. 我每天需要服药几次，以及何时服药？
3. 我应该什么时候停药？
4. "根据需要"是什么意思？
5. 这种药物是否含有任何可以引起过敏反应的物质？
6. 我应该把药和食物同服还是不同服？
7. 当我服用这个药物时，有什么是我不能吃的或不能喝的？
8. 可能的副作用是什么？
9. 如果我忘记服药，应该怎么办？
10. 这个药物的药品名是什么？
11. 储存药品时有什么特殊说明吗？如在冰箱内保存。

出处：改编自 *Medicines*：*Use Them Safely*，by National Institute on Aging，2013．Bethesda，MD：Author. 检索 http://www.nia.nih.gov/sites/default/files/medicines_use_them_safely_0.pdf

祁文静 公 晨 译 谷 莉 审校

6.1. 主题介绍

人们如何支配时间是作业治疗的一项核心焦点。然而，很少有人会有意识地思考生活的这一方面。通过研究时间的利用如何影响到我们，我们就会理解如何通过设计每天的习惯、生活日常和经历体验以获得更健康的结果。这一过程能帮助老年人更全面地认识他们进行组织和管理时间的方法。

生活具有**节奏性**，这意味着它以一定的速度前行。同时，生活具有**时间性**，意即在任何一个特定的时刻，我们所体验的当下都与我们的过去和我们对未来的愿景相关（Clark，1997）。通常，人们能感觉到他们的生活在向前行进，但很多老年人认为自己陷入了困境或停滞不前（Viney，1987）。影响老年人时间利用的因素包括生物学因素（如昼夜节律）、社会背景（如家人和朋友）、社交环境（如家庭和社区）以及时序因素（如偏好早晨或夜晚；Bjorklund、Gard、Lilja 和 Erlandsson，2013）。

在本模块中，参与者将根据速度、过去、现在、可预期的未来以及前行的程度来分析他们的生活。参与者将思考他们如何渡过时间，并被鼓励掌控他们的时间。目的是使参与者感受到，他们可以借由他们所做的事情来掌控时间。

本模块内容可融入其他相关模块或单独处理。本模块与模块 1 "作业、健康与增龄" 关于稳态、生活日常和平衡的话题密切相关。随着其他模块的呈现，很可能会自然而然地出现这样的情况：作业治疗师相信扩展时间概念及其与作业的关系很重要。相关的主题包括将睡眠作为一种作业活动、时间管理及能量

节省。关键是让参与者认识到每天规律吃饭、睡觉和运动的重要性（Agus，2011）。对时间管理这一主题另一个可能的补充是模块 5 "膳食与营养"。可围绕时间管理在健康、假期、庆典和饮食中的作用进行讨论。下面的部分列出了可能的问题，并将时间分为线性和周期性。

6.2. 小组讨论推荐话题

线性时间和作业

注：配合使用【🖐 材料 6.A.，"历史时间轴"】

- 您的生活中有哪些转折点或者里程碑？
- 您认为是什么使某个事件或作业活动成为里程碑？
- 与其他小组成员相比，您的里程碑有什么独特之处？
- 我们在一生中如何被历史事件影响？
- 在某一文化背景下这些时间记号如何影响您对作业活动的决定？

周期性时间和作业

注：配合使用展示一年四季的画报【见 🖐 材料 6.B.，"季节和节日"】

- 您的家庭仪式或传统是什么？
- 您每日、每周、每月和每年的作业活动模式分别是什么？
- 您是早起的人还是晚睡的人？是云雀还是猫头

鹰？喜欢在白天还是夜晚工作？对您的生活方式有限制吗（比如喜欢夜间活动，是个夜猫子，工作时间却是朝九晚五或者购物场所夜间打烊）？喜欢夜间活动者（夜猫子）有社会或道德上的判断吗？您是否每日规律地饮食、睡觉和运动？

- 您有无睡眠问题？是否有可能影响睡眠质量的原因（如药物、白天活动量、噪声和睡眠呼吸暂停等疾病）？
- 您在一天中何时精力最旺盛？何时精力最差？
- 您是否在有精力的时间做最困难或最需要精力的事情？
- 在一年之中您会庆祝哪些事件和节日？
- 这些事件在其他文化中如何区分？
- 这些事件标记如何组织和影响我们的生活？

时间管理

时间管理是利用一些工具和技能实现高效、有效地利用时间，从而达到提高生产力和生活满意度的过程。人们通常将生活方式的失衡归因于没有时间，而实际上，更好的时间管理将使其事半功倍。

- 您每天大部分时间都在做什么？
- 如何评价您的时间管理技能？有没有什么事情是您应该多花时间做的或者少花时间做的？
- 您是否发现有些事情现在做起来比过去更耗时？
- 常常使您感到匆忙或时间紧迫的情形是什么？
- 使您感到难以管理好时间的事情是什么？
- 为了更好地管理时间，您会采用什么策略？

6.3. 推荐的活动

直线性时间和作业

- 让每个参与者创建描述其生活中里程碑式事件和重要事件的时间轴【见 ✋ **材料 6.A.，"历史时间轴"**】。
- 以小组形式展示每个人的历史时间轴。在墙上悬挂一张大硬纸板。首先画一条时间轴（最好是年历形式）。在时间轴上增加每一名小组成员的里程碑式事件和重要事件（从出生日期

开始）。

- 在一对一治疗中，制作一个生活历史视频（见附录 A）。
- 要求每个参与者概要一份可持续的日常活动的定制计划，包括每日在规定时间饮食、睡觉和运动。若存在障碍，应想办法解决问题，克服困难。

周期性时间和作业

- 在一张大纸或硬纸板上画一个圆圈并表示出季节。通过小组讨论标记出预期的年度事件和节假日。加上每个成员的个人庆祝活动和标记，显示其与文化传统不同的特色。
- 绘制能量水平表格。您在每日各时间段的作业活动与能量水平是否相符？与能量水平相比，作业活动量过多还是过少？
- 获取更多关于时间的活动和材料，参考模块 1 "作业、健康和增龄"。

时间管理

- 小组成员完成"时间管理的障碍"活动【✋ **材料 6.C.，"时间管理的障碍"**】，讨论克服所有障碍的对策。
- 小组成员完成【✋ **材料 6.D.，"时间都去哪儿了"**】活动，讨论他们如何能够学以致用，更加有效地安排时间。
- 小组成员完成"最大的回报"活动。鼓励他们思考什么是最有效的利用时间的途径【✋ **材料 6.E.，"最大的回报"**】。

6.4. 资源

国家睡眠基金会——增龄化和睡眠

www.sleepfoundation.org/article/sleep-topics/aging-and-sleep

该网站提供了关于老年人可能出现的睡眠模式及节律变化和睡眠障碍性疾病等信息。

纽约 - 长老会医院——能量节约技术

https：//mynyp.org/pdf/energy_conserve.pdf

该网站资源提供了通过改良家居环境和自我照护活动从而预防疲倦的策略。

NIH 增龄宣传页—— 一夜好眠

www.nia.nih.gov/health/publication/good-nights-sleep

该网站提供了获得一夜好眠的方法。

6.5.　时间和作业的材料

参考文献

Agus, D. (2011). *The end of illness.* New York: Free Press.

Bjorklund, C., Gard, G., Lilja, M., & Erlandsson, L-K. (2013). Temporal patterns of daily occupations among older adults in northern Sweden. *Journal of Occupational Science, 21*(2), 143–160. http://dx.doi.org/10.10 80/14427591.2013.790666

Clark, F. A. (1997). Reflections on the human as an occupational being: Biological need, tempo and temporality. *Journal of Occupational Science Australia, 4,* 86–92.

Viney, L. L. (1987). A sociophenomenological approach to life-span development complementing Erikson's sociodynamic approach. *Human Development, 30,* 125–136.

材料 6.A.　历史时间轴

提示：在时间轴右侧空白处写出个人的里程碑式事件以及其他重要事件和日期。

妇女选举权	1920
大萧条	1930
第二次世界大战	1940
	1950
脊髓灰质炎疫苗	1960
公民医疗权	1970
微软公司和苹果公司成立	1980
	1990
第一次波斯湾战争苏联解体	2000
巴拉克·奥巴马获选总统	2010
	2020

材料 6.B.　季节和节日

提示：用下面的工作表记录您在一年中庆祝的大事件和节假日。在圆圈内的空白处填写这些时期发生的任何重要活动。

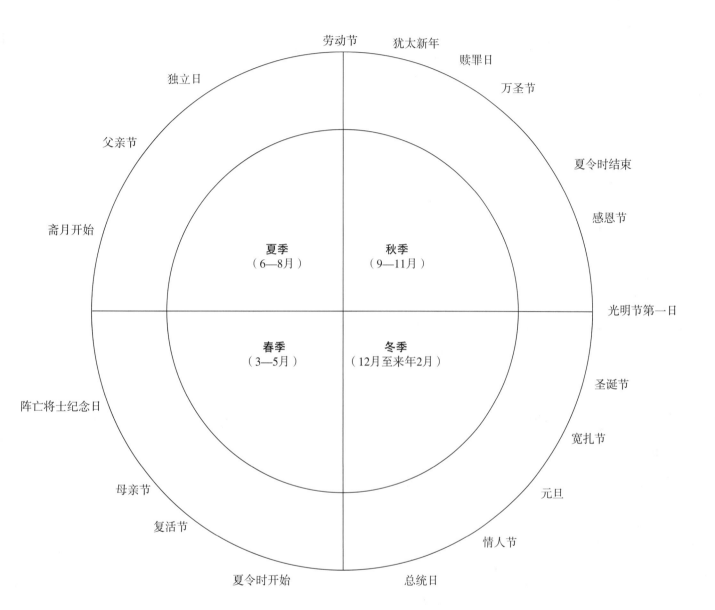

101

材料 6.C.　时间管理的障碍

提示： 选择下列 3 ～ 5 项使您难以管理时间的原因。在下面空白处写出克服这些困难的策略。

- 拖延症
- 组织管理不力
- 承担过多的工作
- 不会说"不"
- 突发事件
- 没有规划者
- 没有优先级别
- 没有进度计划
- 没有常规流程
- 不会分派任务
- 记忆障碍
- 完美主义
- 功能水平改变
- 积极性降低
- 他人的计划安排

材料 6.D. 时间都去哪儿了？

做到有效管理时间的最大障碍之一是不清楚完成某些工作需要耗费多少时间。例如，我们可能说赴约需要2小时，但没有计算准备及来回的时间。

提示：写出几个白天参加的活动，然后写出这些活动需要的时间，包括准备和来回路上的时间。

活动	这项活动需要花多少时间？

材料 6.E.　最大的回报

提示：想一想日常生活中的各项活动。哪些活动给您的回报最大？例如，与孙子孙女共享天伦之乐可能是一段回报很大的时光，因为能给您带来满足和幸福感。再者，看电视可能不是一段回报很大的时光，因为留给您的可能是无聊和疲劳。用下面的工作表记录在日常生活中给您回报最多及最少的活动。

能给您很大回报的活动有哪些？为什么？

_____

_____

_____

_____

_____

_____

不能给您回报的活动有哪些？为什么？

_____

_____

_____

_____

_____

_____

茹子逍 张之良 译 谷 莉 周谋望 审校

7.1. 主题介绍

由于身心功能的限制、经济条件的约束或社会孤立等原因，老年人会面临一些危险境遇。他们经常受到错误的对待，包括身体和精神的虐待、被欺骗或被忽视（Acierno 等，2010）。经过专业培训的作业治疗师能够帮助老年人解决其面临的个人安全问题。例如，许多老年人缺乏一个完善的社会支持网络。在这种情况下，老年人受到虐待的可能性至少比其他老年人多 3 倍（Acierno 等，2010）。由于遭受不公正对待或是担心人身安全，许多老年人不得不被限制参与想要去做的事情。其中，害怕跌倒和对犯罪的恐惧是导致老年人活动受限的两个具体的安全相关问题（Deshpande、Metter、Lauretani、Bandinelli、Guralnik 和 Ferrucci，2008；Foster 和 Giles-Corti，2008）。

某些作业活动，如每周步行去银行兑现现金，是很多老年人长久以来形成的作业模式。尽管这类根深蒂固的习惯很难改变，但更重要的是讨论参与者可以做出哪些小的改变，以避免在家庭和社区中发生不必要的伤害，提高个人安全。

生活方式重塑方案通过与外出、参与特殊事件等活动相结合，为老年人提供了尝试居家和社区安全方案的机会。作业治疗师可以为小组成员提供一个难度适中的挑战任务，在需要时提供教学、辅导和肯定，并且为实践和探索创造一个安全的环境。鼓励小组成员尝试适当的风险，拓展人际关系并发展社交网络，使用可利用的资源，来帮助他们在社区中更自在地独立生活。

需要注意的是，由于小组的参与者可能曾遭受过暴力或心理创伤，居家和社区安全是一个相对较为敏感的话题。治疗师有时可以采取幽默的方式来帮助他们放松情绪，但另一方面，治疗师需要意识到上述问题的严重性。

7.2. 小组讨论推荐话题

居家安全

- 为什么一个安全的环境很重要？
- 您的生活中主要的安全问题是什么？
- 哪些作业活动有利或不利于居家安全？
- 什么能够让居家环境更安全？
- 您有哪些确保居家安全的生活习惯？
- 您如何为可能的灾难和突发事件做准备和计划？

社区安全

- 对于安全的担心如何限制参与作业活动？
- 如何提高作业活动的安全性？
- 在什么情况下您会感到易受伤害或不安全？
- 是什么阻碍了您探索社区的环境？
- 老年人如何安全地在社区中生活？
- 您在社区中采取过哪些安全措施？
- 您对什么类型的诈骗有所了解？
- 您该如何避免自己上当受骗？

个人辅助器具和安全应对策略

- 为了提高安全性和效率，您对居家环境做过哪些改造？

- 您的日常生活活动是否存在潜在的不安全因素？
- 您想改变或调整哪些活动，使其变得更加简单和安全？
- 您如何保护身体和关节免受伤害？
- 您如何节省自己的体力？

跌倒和害怕跌倒

- 什么原因可能导致居家环境中跌倒的发生？
- 什么原因可能导致社区环境中跌倒的发生？
- 您在什么情况下担心会跌倒？
- 您曾因为害怕跌倒而改变过自己的活动吗？
- 您会做些什么来降低跌倒风险或预防跌倒？
- 害怕跌倒能够在哪些方面起到保护作用？

7.3.　推荐的活动

居家安全

改善和提高居家环境的安全性可以提高老年人的功能状态（Wahl、Fange、Oswald、Gitlin 和 Iwarsson，2009）。

- 完成居家安全评估【✋ 材料 7.A.，"居家安全评估"】，与每一个参与者进行一对一的访谈并推荐调整方案。在预先安排好的小组课中，让参与者使用辅助图示评估其居家环境的安全性。同时，也可使用下列标准化居家安全评估量表进行评估。量表在下方附录的网站中可免费使用。
    - **安全检查表（Check for Safety）**：预防老年人居家跌倒的检查量表。该量表是 2005 年美国疾病预防与控制中心（Centers of Disease Control and Prevention，CDC）设计的人性化居家安全检查量表，其中还包括相应的安全建议。https://www.cdc.gov/HomeandRecreationalSafety/Falls/pubs.html
    - **居家安全自我评估工具（Home Safety Self Assessment Tool，HSSAT）**：是 2013 年由布法罗大学作业治疗专业老年医学学组设计并制订的一种全面的自我评估方法，其中包括视觉辅助和常见安全问题的解决方案。根

据心理测量学调查表明，HSSAT 与 CDC 的居家安全检查量表相比具有更高的内容效度、重测信度、评分者间信度和同证效度（Tomita、Saharan、Rajendran、Nochajski 和 Schweitzer，2014）。https：//agingresearch.buffalo.edu/hssat/
    - **老年居家环境综合评估与改造方案（Comprehensive Assessment and Solution Process for Aging Residents，CASPAR）**：是为作业治疗师针对需要家庭环境改造的老年人设计的评估工具。该工具帮助用户实现目标，评估居家改造需求，共同确定各区域环境改造的优先等级（居家生活拓展服务，Extended Home Living Services，2002）。心理测量学调查表明该工具具有较高的效标效度及评分者间信度（Weeks、Lamb 和 Pickens，2010）。https：//www.ehls.com/caspar.html。
- 建立个人或小组成员的紧急联系号码和用药清单。
- 危险事故应急演练、人体力学、关节保护技术、能量节约技术。

社区安全

老年人常常对户外活动感到担心，这也与老年人步行困难的概率密切相关（Rantakokko 等，2009）。

- 讨论在社区或户外提高安全性的方法策略。例如，询问参与者在日常生活中是否习惯于：
    - 在户外锻炼时穿着颜色醒目的衣服。
    - 出门在外时随身携带紧急联络方式。
    - 随时记得锁车门，即便在为汽车加油的过程中也不例外。
- 要求参与者提出关于保护自身安全的想法和格言【✋ 材料 7.B.，"有关安全与作业的小组反馈及想法"】。
- 邀请社区中熟悉街道环境、了解针对老年人犯罪案件的警察开展有关社区安全、虐待老年人、财务虐待以及诈骗等内容的讲座，并在课后向参与者提供相关重点内容的简要版材料【✋ 材料 7.C.，"警方安全讲座摘要"】。

- 参加外出学习，可以选择参观当地的老年活动中心，或在图书馆中参加相关安全讲座（例如，学习如何保护自己免受虐待、财务虐待以及诈骗）。
- 通过参演安全情景剧拓展应对安全问题的思路。要求小组成员找出尽可能安全的解决方法。需要注意的是，这是一个敏感的话题，需要谨慎地对待。
- 讨论"创建老年友好型社区：为老龄化社会做准备"中提出的"老年友好型社区"的突出特性（Alley、Liebig、Pynoos、Banerjee 和 Choi，2007）。让老年人指出其所在社区为实现居家养老型社区的长处和不足之处。
- 以小组的形式讨论应急准备预案，明确哪些医疗状况需要特殊处置。由于健康状况下降和贫困等因素，老年人易受到灾难事件所带来的后果的影响（Evans，2010）。老年人常见慢性疾病（如高血压和糖尿病）可能影响他们应对灾难的发生或发生后恢复的能力（Aldrich 和 Benson，2008）。邀请其他老年服务机构的代表，讨论他们在帮助老年人提高应对突发事件和灾难能力中扮演的角色。

个人辅助器具和安全使用方案

提供个人辅助器具和安全使用方案，在对应作业活动场景（如一个烹饪小组或是竞赛类游戏）中练习使用这些设备和相应技术。例如，用拾物器拾起物体，使用放大镜阅读文章，使用橡胶抓手开罐头，尝试使用辅具单手操作技术，以及使用穿袜器穿袜子等。在条件允许的情况下，分发免费的物品，比如握笔器或开罐器，以及辅助器具的样品目录【🖐 材料 7.D.，"关节炎与日常生活"】。

- 在个体化治疗中，设计一个安全与实用性兼备的厨房布局。
- 租借一辆轮椅，在使用过程中帮助参与者熟悉这类辅助形式，加强对残障的理解。
- 讨论通用设计的七项原则【🖐 材料 7.E.，"通用设计原则"】以及这些原则在社区及居家环境中的应用。展示符合每项原则的产品照片或

经济实惠的产品样品。

跌倒和害怕跌倒

美国老年医学会（American Geriatrics Society）和英国老年医学会（British Geriatrics Society）制订了预防老年人跌倒的临床指南（Kenny 等，2011；可在以下网站免费以 http：//www.americangeriatrics.org）。有强烈证据支持家庭危险评估、家庭环境改造，改善日常生活活动安全性的评估和干预对跌倒的预防作用。在个体化治疗中为每一个参与者完成一份居家安全评估【🖐 详见材料 7.A.，"居家安全评估"】。

有计划地组织小组会议，使用图示评估参与者居家的安全性。进行多因素跌倒风险评估是预防老年人跌倒的一个重要环节（Kenny 等，2011）。老年人可以了解自身的跌倒风险的方法是完成个人风险自我评估表。美国 CDC 发放的有关预防跌倒的免费手册中包含一份跌倒风险自我评估表（www.cdc.gov/HomeandRecreationalSafety/Falls/pubs.html）。将其打印或复印后分发给小组成员。在每一位成员完成自我评估后，对评估结果进行小组讨论。

对跌倒的恐惧源于老年人存在一定的跌倒风险，而面临跌倒风险会加剧老年人对跌倒的恐惧（Friedman、Munoz、West、Rubin 和 Fried，2002）。这两个因素都是可以预防的，它们与一些消极的影响有关：比如焦虑感（van Haastregt、Zijlstra、van Rossum、van Eijk 和 Kempen，2008）、生活质量下降（Scheffer、Schuurmans、van Dijk、van der Hooft 和 de Rooij，2008）以及机能衰退（Wu、Sahadevan 和 Ding，2006）。

美国老年医学会和英国老年医学会推荐通过评估老年人对跌倒的恐惧来预防跌倒（Kenny 等，2011）。在个体化治疗中，让参与者完成一份平衡信心或跌倒恐惧评定，并对结果进行讨论。使用特定活动平衡信心（Activity-Specific Balance Confidence，ABC）量表（Powell 和 Myers，1995）——用于在不同活动期间对平衡的信心的自我评定，或者老年人活动与跌倒恐惧（Survey of Activities and Fear of Falling in the Elderly，SAFE）量表（Lachman、Howland、Tennstedt、Jette、Assmann 和 Peterson，1998）——用于评估与害怕跌倒有关的活动限制。

- 在个体化治疗中，让参与者完成关于跌倒如何影响其日常生活的自我反思【🤚材料 7.F.，"对跌倒的自我反思"】。组织模拟练习，教会参与者跌倒后如何安全地从地上站起来。
- 在小组会议上，总结与跌倒或害怕跌倒相关的各种风险因素，并绘制出一份辐射思维导图【🤚材料 7.G.，"跌倒的轮状图"】。将跌倒和害怕跌倒写在图表的中间位置，在辐射出的框架上填写可能的不利因素（如活动限制和机能紊乱）。讨论每个因素之间和各因素与应对跌倒方案之间的相互关系，消除负面结果。
- 组织开展角色扮演"防摔倒技术"情景剧。
- 学习讨论【🤚7.H.，"避免跌倒的安全贴士"】。
- 展示不同居家和社区环境的图片。这些图片中存在着明确或隐含的安全和跌倒隐患。要求小组找出潜在的风险。

外出活动和探索

作业治疗师可以鼓励参与者积极参与外出计划，增加成员之间的互动和团队独立性。在开展社区活动之前，作业治疗师应考察周围环境，发现潜在隐患。预测可能遇到的问题和个人需求可以最大程度地降低参与者的恐惧感，从而顺利完成外出活动。

首先尝试一些简单的出行计划，尝试住宅周边范围内的活动。久而久之，参与者与作业治疗师及其他组员会建立更多信任和融洽的关系。一旦参与者意识到自己可以顺利参与小规模的外出活动，他们就会愿意尝试更远、更多的外出活动。随着熟练程度的提高，参与者会积极承担责任，更多地参与外出活动的准备和出行。

要时刻考虑老年人可能面临的经济压力。通过合作的方式寻找能够兼备有益健康、趣味性和高性价比的活动。在每次外出活动中，作业治疗师必须关注阶段性目标（如凝聚力、社会交际和风险探索）。在另一层面，每个人的安全及作业目标能够同时得到重视（例如，提高平衡能力、提高安全意识以及独立解决问题）。

在外出活动中要把握时机，积极拓展交际和社交网络。通过逐步增加环境的复杂程度和降低对环境的控制来提高其能力。在外出活动中考查老年人在社区中的应变能力，要对参与者能做和不能做的事情进行说明。应随时注意找准时机，对个人安全策略及方法进行练习和实践。

需要记住的细节

- 沿路卫生间的位置在哪儿？
- 多久能够找到阴凉处？
- 在外出过程中是否有充足的可供休息的长椅？
- 到下一个公交车站的步行距离有多远？
- 是否有电梯？
- 确保组长备有水、零食、应急包以及联络信息。

可供选择的外出地点

- 博物馆
- 图书馆（学习电脑技能、办理借书证）
- 历史建筑
- 园林
- 健康餐厅
- 动物园
- 周边城市
- 多文化社区交流（如购物、餐饮和旅游）
- 社区志愿活动（如环境清洁、提供食物和参政议政，如由于政治原因而进行的信件邮寄或参加集会）
- 工艺博览会
- 沿着公交线路的寻宝游戏【🤚详见模块 2，"社区出行：交通和作业"：2.D，"社区探索：公共汽车查询示例"】
- 大自然徒步远足
- 农贸市场
- 老年人健身活动中心
- 银行（学习如何使用自助提款机）
- 以废物回收、植物种植的形式关注生态环境
- 各地的旅游项目

7.4. 居家和社区安全相关资料

- 材料 7.A. 居家安全评估
- 材料 7.B. 有关安全与作业的小组反馈及想法
- 材料 7.C. 警方安全讲座摘要
- 材料 7.D. 关节炎与日常生活

- 材料 7.E. 通用设计原则
- 材料 7.F. 对跌倒的自我反思
- 材料 7.G. 跌倒的轮状图
- 材料 7.H. 避免跌倒的安全贴士

参考文献

Acierno, R., Hernandez, M. A., Amstadter, A. B., Resnick, H. S., Steve, K., Muzzy, W., . . . Kilpatrick, D. G. (2010). Prevalence and correlates of emotional, physical, sexual, and financial abuse and potential neglect in the United States: The National Elder Mistreatment Study. *American Journal of Public Health, 100*(2), 292–297. http://dx.doi.org/10.2105/AJPH.2009.163089

Aldrich, N., & Benson, W. F. (2008). Disaster preparedness and the chronic disease needs of vulnerable older adults. *Preventing Chronic Disease, 5*(1), A27.

Alley, D., Liebig, P., Pynoos, J., Banerjee, T., & Choi, I. H. (2007). Creating elder-friendly communities: Preparations for an aging society. *Journal of Gerontological Social Work, 49*(1–2), 1–18. http://dx.doi.org/10.1300/J083v49n04_01

A/V Health Services, Inc. (n.d.). *Arthritis and Everyday Living* (video). P.O. Box 20271, Roanoke, VA 24018.

Center for Universal Design. (1997). *The principles of universal design, version 2.0*. Raleigh: North Carolina State University.

Centers for Disease Control and Prevention. (2005). *Check for safety: A home fall prevention checklist for older adults*. Retrieved from http://www.cdc.gov/HomeandRecreationalSafety/pubs/English/booklet_Eng_desktop-a.pdf

Deshpande, N., Metter, E. J., Lauretani, F., Bandinelli, S., Guralnik, J., & Ferrucci, L. (2008). Activity restriction induced by fear of falling and objective and subjective measures of physical function: A prospective cohort study. *Journal of the American Geriatrics Society, 56*(4), 615–620. http://dx.doi.org/10.1111/j.1532-5415.2007.01639.x

Evans, J. (2010). Mapping the vulnerability of older persons to disasters. *International Journal of Older People Nursing, 5*(1), 63–70. http://dx.doi.org/10.1111/j.1748-3743.2009.00205.x

Extended Home Living Services. (2002). *Comprehensive Assessment and Solution Process for Aging Residents*. Retrieved from http://www.ehls.com/CASPAROverview.pdf

Foster, S., & Giles-Corti, B. (2008). The built environment, neighborhood crime and constrained physical activity: An exploration of inconsistent findings. *Preventive Medicine, 47*(3), 241–251. http://dx.doi.org/10.1016/j.ypmed.2008.03.017

Friedman, S. M., Munoz, B., West, S. K., Rubin, G. S., & Fried, L. P. (2002). Falls and fear of falling: Which comes first? A longitudinal prediction model suggests strategies for primary and secondary prevention. *Journal of the American Geriatrics Society, 50*(8), 1329–1335.

Kenny, R. A., Rubenstein, L. Z., Tinetti, M. E., Brewer, K., Cameron, K. A., Capezuti, L., . . . Peterson, E. W. (2011). Summary of the updated American Geriatrics Society/British Geriatrics Society clinical practice guideline for prevention of falls in older persons. *Journal of the American Geriatrics Society, 59*(1), 148–157.

Lachman, M. E., Howland, J., Tennstedt, S., Jette, A., Assmann, S., & Peterson, E. W. (1998). Fear of falling and activity restriction: The survey of activities and fear of falling in the elderly (SAFE). *Journals of Gerontology, Series B, Psychological Sciences and Social Sciences, 53*(1), P43–P50.

Powell, L. E., & Myers, A. M. (1995). The Activities-Specific Balance Confidence (ABC) Scale. *Journals of Gerontology, Series A, Biological Sciences and Medical Sciences, 50A*(1), M28–M34.

Rantakokko, M., Manty, M., Iwarsson, S., Tormakangas, T., Leinonen, R., Heikkinen, E., & Rantanen, T. (2009). Fear of moving outdoors and development of outdoor walking difficulty in older people. *Journal of the American Geriatrics Society, 57*(4), 634–640. http://dx.doi.org/10.1111/j.1532-5415.2009.02180.x

Scheffer, A. C., Schuurmans, M. J., van Dijk, N., van der Hooft, T., & de Rooij, S. E. (2008). Fear of falling: Measurement strategy, prevalence, risk factors and consequences among older persons. *Age Ageing, 37*(1), 19–24. http://dx.doi.org/10.1093/ageing/afm169

Tomita, M. R., Saharan, S., Rajendran, S., Nochajski, S. M., & Schweitzer, J. A. (2014). Psychometrics of the Home Safety Self-Assessment Tool (HSSAT) to prevent falls in community-dwelling older adults. *American Journal of Occupational Therapy, 68*(6), 711–718. http://dx.doi.org/10.5014/ajot.2014.010801

University of Buffalo Occupational Therapy Geriatric Group. (2013). *Home Safety Self Assessment Tool (HSSAT)*. Retrieved from http://agingresearch.buffalo.edu/hssat/assessment.pdf

van Haastregt, J. C., Zijlstra, G. A., van Rossum, E., van Eijk, J. T., & Kempen, G. I. (2008). Feelings of anxiety and symptoms of depression in community-living older persons who avoid activity for fear of falling. *American Journal of Geriatric Psychiatry, 16*(3), 186–193. http://dx.doi.org/10.1097/JGP.0b013e3181591c1e

Wahl, H. W., Fange, A., Oswald, F., Gitlin, L. N., & Iwarsson, S. (2009). The home environment and disability-related outcomes in aging individuals: What is the empirical evidence? *The Gerontologist, 49*(3), 355–367. http://dx.doi.org/10.1093/geront/gnp056

Weeks, A. L., Lamb, B. A., & Pickens, N. D. (2010). Home modification assessments: Clinical utility and treatment context. *Physical and Occupational Therapy in Geriatrics, 28*(4), 396–409. http://dx.doi.org/10.3109/02703180903528405

Wu, H. Y., Sahadevan, S., & Ding, Y. Y. (2006). Factors associated with functional decline of hospitalised older person following discharge from an acute geriatric unit. *Anna of the Academy of Medicine, Singapore, 35*(1), 17–23.

材料 7.A. 居家安全评估

提示：该评估量表可作为检查室内安全的指南。将您发现的所有潜在危险因素记录在下方。

姓名：_____

家庭住址：_____

点评：_____

_____

_____

出入口

- 可以完全打开房门
- 可以使用钥匙
- 可以打开推拉门、锁和窗户

客厅

- 地垫
- 电线和电话线
- 没有棱角或位置突出的家具
- 沙发或椅子稳定且有一定高度；可支撑颈部和背部
- 明亮且柔和的灯光
- 室内温度

厨房和餐厅

- 地毯和脚垫
- 方便调节的水龙头
- 烤箱、灶台以及微波炉的安全操作
- 安全、便捷的布局
- 适合餐桌高度的座椅

卧室

- 高度适合且稳固的床和床垫
- 睡觉时的体位
- 方便够取的照明开关和台灯

点评：_____

_____

_____

厕所

- 地毯和脚垫
- 方便调节的水龙头
- 足够高的坐便器
- 扶手是否方便够取
- 扶手的牢固性
- 浴缸及地面的防滑垫
- 能够从地面高度够取的紧急呼叫器

其他点评：_____

_____

_____

其他紧急情况注意事项

- 电话的位置
- 电话预存紧急联络号码
- 响亮的电话铃声和拨号音
- 保持开启的烟雾探测器
- 能够及时获取的最新医疗信息
- 地震和紧急情况的防御措施

其他点评：_____

_____

_____

日期：_____

评估者：_____

材料 7.B.　有关安全与作业的小组反馈及想法

提示：分为 4 组，各小组分别讨论下列指定的一个主题，做出与该主题相关的安全提示列表，并创建一个"关键词"来代表他们的主题（例如，"整洁"或"安全"）。

小组 1：考虑家庭内部及外部环境的安全（例如，当您在做计划、做饭、整理、做家务或拜访朋友时的安全）。

小组 2：在日常生活中，当您的思绪很多时，问问自己是否还能意识到周围的环境。平衡安全与活动的关系，即做任何事时都不要慌里慌张。

小组 3：让您的家尽可能地保持整洁，使其既适合于活动的开展，同时也能保证安全。尽量不买您不需要的东西，只买能够保持您安全的物品。

小组 4：一个安全的环境会带来更好的生活方式、更长的寿命以及更好的健康和习惯。反之，它们也会促进活动的参与、更高的生活质量和幸福感。

材料 7.C.　警方安全讲座样本摘要

时刻保持警觉并避免危险！

老年人在街头犯罪事件中的最大隐患是其更容易在此过程中受伤。例如，在被抢钱包时被撞倒而导致髋部骨折。

- 与危险保持距离。
- 思考、计划并为外出进行着装准备（例如，把重要的物品放在口袋、腰包或别在衣服里）。
- 警惕诈骗和行骗的人。
- 不要在公共场合露出现金。
- 采用直接转账等不涉及现金的方式。
- 不要在电话里透露您的银行卡，除非您主动联系官方机构。
- 维护您的权利。
- 如果您需要帮助，去人多的地方并引起他人的注意。
- 没有地方是百分百安全的，需随时保持警惕。
- 遇到犯罪或可疑行为时立即报警。

材料 7.D.　关节炎与日常生活

- 不要站立时间过长。能坐就不要站着（坐姿保持髋、膝和踝成 90°）。经常改变体位，移动物体时采用滑动而非举起或抬起的方式。
- 如果您必须举起或抬起某物，使用正确的身体力线：
  - 屈膝，
  - 用双手拿起物体，并且
  - 使用大的肌肉或肌群。
    - 搬运物体时尽量靠近身体。
    - 把必须做的事情按重要性顺序排好。
    - 以中等速度完成工作。
    - 轻体力和重体力家务活交替完成。
    - 通过提前规划，减少来回重复跑的次数。
    - 把最常用的物品放在容易拿到的地方。
    - 使用轻便的工具和设备。
    - 不要过度活动。调整好自己的速度，安排好休息时间以增加耐力。即使 5～10 分钟的休息也能缓解运动中的疼痛和压力。

Source．改编自 *Arthritis and Everyday Living*（video），A/V Health Services，Inc．，P.O. Box 20271，Roanoke，VA 24018．

材料 7.E. 通用设计原则

原则 1：使用的公平性

对具有不同能力的人，产品的设计应该是可以让所有人都能公平使用，并且容易获取的。

指导细则

1a．为所有使用者提供相同的使用方式；尽可能使用完全相同的使用方式；如不可能让所有使用者采用完全相同的使用方式，则尽可能采用类似的使用方式。

1b．避免隔离、歧视或污名化使用者。

1c．为所有使用者提供相同的隐私权和安全性。

1d．能引起所有使用者的兴趣。

原则 2：使用的灵活性

设计应迎合广泛的个人喜好和能力。

指导细则

2a．提供多种使用方法以供选择。

2b．同时适合右利手及左利手的使用。

2c．促进用户使用的准确性和精确性。

2d．适应不同使用者的节奏。

原则 3：简单而直观地使用

设计出来的使用方法是容易理解的，而不会受使用者的经验、知识、语言能力及当前的注意力所影响。

指导细则

3a．去除不必要的冗杂部分。

3b．与使用者的期望和直觉保持一致。

3c．适应不同读写和语言水平的使用者。

3d．根据信息的重要性进行先后排序。

3e．在执行任务期间和完成后提供有效的提示和反馈。

原则 4：可察觉的信息

无论环境条件如何，使用者是否有感觉缺陷，都能把必要的信息有效地传递给使用者。

指导细则

4a．通过多种表达方式（图像、语言和触觉等）传递重要信息，以确保其能够理解。

4b．重要信息和周边要有明确的对比。

4c．强化基本信息的可识读性。

4d．以可描述的方式区分不同的元素（例如，要便于发出指示或指引方向）。

4e．能与感觉障碍使用的辅助技术或装备相互兼容。

原则 5：容错能力

设计应能够让误操作或意外动作造成的风险和负面结果降到最低。

指导细则

5a．对不同部分进行精心安排，以降低危害和错误：最常用的部分应该是最容易触及的；有危险性的部分可采用消除、单独设置或加上保护罩等方式进行处理。

5b．对危险和错误提供警示信息。

5c．提供故障保护功能。

5d．对需要高度警觉的动作，避免由分心或无意识行为引起的隐患。

原则 6：低体力消耗

设计可以让使用者有效且舒适地使用，并尽可能避免引起疲劳。

指导细则

6a．允许使用者的身体保持自然姿势。

6b．需要合理的操作力量。

6c．减少重复动作。

6d．减少持续的体力消耗。

原则 7：提供足够的使用大小和空间

提供适当的大小和空间，让使用者接近、够取、操控，并在使用时不被其身型、姿势或行动能力所影响。

指导细则

7a．无论使用者是站着还是坐着，都能有清晰的看到重要部分的视线。

7b．无论使用者是坐着还是站着，都能轻松地够取到所有部件。

7c．兼容各种手部和抓握大小差异。

7d．为辅助器具和个人助理提供足够的空间。

材料 7.F.　对跌倒的自我反思

提示： 如果您某一天跌倒了，以下哪个场景能最准确地描述您的处境？

一天之中我最容易跌倒的时间是_____

_____

_____

_____

我最容易跌倒的社会情景是_____

_____

_____

_____

在我的家中，我最容易跌倒的地点是_____

_____

_____

_____

出门在外，我最容易跌倒的地点是_____

_____

_____

_____

最容易导致我跌倒的身体原因是_____

_____

_____

_____

最容易导致我跌倒的意识状态是_____

_____

_____

_____

材料 7.G.　跌倒的轮状图

提示：将"跌倒"或"跌倒恐惧"放在下图的中央。在四周的圆圈内填写可能导致的不良后果（例如，活动受限或受伤）。思考每个因素是如何与其他因素相联系的。您怎样才能避免这些不良后果呢？

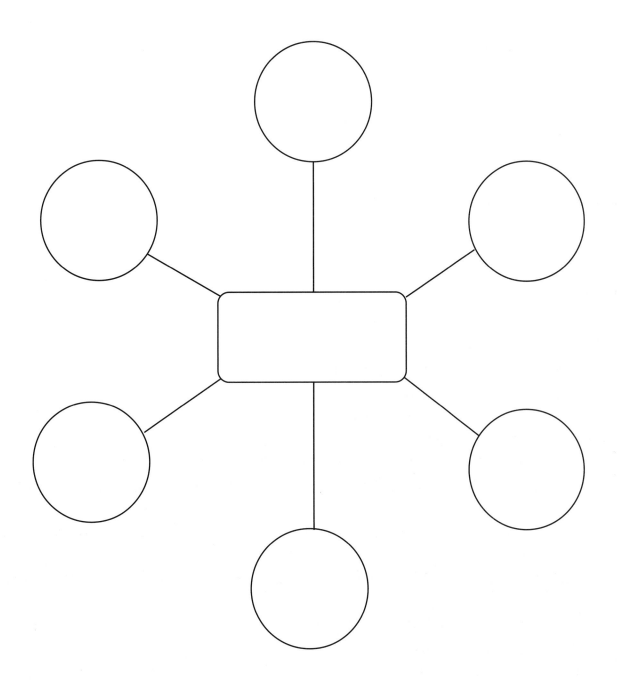

材料 7.H.　避免跌倒的安全贴士

跌倒的原因是什么？

- 意外；环境相关
- 肌力减退
- 协调或平衡障碍
- 眩晕、头晕、眩晕
- 意识模糊
- 体位性低血压
- 异常反射
- 视觉或听觉障碍

跌倒通常发生在哪里？

- 浴室和厨房
- 照明不佳的地方
- 台阶或楼梯上

如何避免跌倒？

- 尽早识别潜在的危险因素。
- 慢慢来，没有什么事情需要您冒着跌倒的风险去做。
- 快速起床或改变姿势时要格外小心。
- 定期检查视力和听力，必要时进行适当矫正。
- 和您的医生或药剂师谈谈您所服用药物的副作用。这些副作用是否影响您的协调或平衡功能。
- 限制酒精的摄入，即使是少量酒精，也会干扰原本就受限的平衡和反应能力。
- 确保家里的夜间温度在 18℃以上。长时间暴露在低温环境中可能会使人体温下降，从而导致头晕和跌倒。
- 如果您容易感到头晕，需使用拐杖或助行器在不平坦或不熟悉的地面上协助您保持平衡。在室外潮湿或结冰的人行道上行走时要特别小心。
- 穿橡胶底的低跟鞋。不要在楼梯和打蜡的地板上穿光滑的拖鞋或袜子。地面应该是干净的，但不要擦得太光滑。
- 光线充足且减少杂物可让您的家更加安全。在楼梯的上下都安装电灯开关。
- 使用床头灯开关或夜间照明灯。
- 确保楼梯的左右两边都有坚固的扶手。
- 固定楼梯上的地毯并使用防滑踏板。
- 使用防滑垫和防滑地毯。避免使用小地毯，以及任何容易滑动或边缘容易卷起的地毯。
- 合理摆放家具和其他物品，避免造成障碍。
- 在浴室墙壁上安装扶手，在浴缸里使用防滑垫或防滑条。
- 移走客厅过道处的电源线和电话线。
- 确保沙发和椅子处于合适的高度以便于站立。

- 保持户外台阶和走廊处于良好状态。
- 制订并坚持有规律的运动计划，以增强肌肉力量和肌张力，并让您的关节保持灵活。向您的医生或治疗师咨询，制订一个合适的锻炼计划。

模块 8 关系和作业

刘京宇 译 李 涛 周谋望 审校

8.1. 主题介绍

已证明孤独和社会孤立会明显损害老年人的健康（Glass、Mendes De Leon、Bassuk 和 Berkman，2006），并且会以各种形式表现在人的躯体上，包括疲劳、空虚感、回避、紧张甚至认知功能减退（Cacioppo 和 Hawkley；2009，Smith，2012）。

值得庆幸的是，作业活动可以促进健康，因为它具有一种能够提供建立和维持友谊的环境的能力（Toepoel，2013）。许多老年人通过与邻居交往、参加宗教活动和志愿活动等方式发展友谊（Cornwell、Laumann 和 Schumm，2008）。本模块我们选择将社区、沟通、文化和失去、死亡或临终等的应对问题作为关注主体。根据群体的需求和意愿的不同，每个部分都可能是被强调的重点。

人们在进行社会交往时，往往很少有意识地思考人际关系是如何形成的。本模块关注关系的部分，为思考作业的社会层面创造了机会。与此同时，每个参与者生活中的地方关系和社会关系网络也受到关注。通过探索参与活动的社会维度，作业治疗师能够抓住机会，促进参与对象的自我作业分析。

当参与对象开始深入了解关系是如何形成和维持的时候，就可能有更好的理解、成长和改变。例如，在了解到交流的复杂性并认识到人们的观点和背景的差异性以后，一个小组成员可能会对原来觉得讨厌的怪邻居有更多的宽容。此外，老年人也可以通过特殊的方式学习到作业可以用来与其他人建立更深入的联系，避免社会孤立。

8.2. 小组讨论推荐话题

关系和作业

- 描述您在生活中与他人的关系。为什么社区很重要？
- 社会关系如何影响作业？
- 作业如何用于建立关系？
- 建立新的关系如何带来新的作业？
- 为什么分享我们的故事会使我们更亲密？
- 您一个人参加活动或您与其他人一起参与活动时有什么不同？
- 您如何计划与他人的共同活动？
- 老龄化进程如何影响社会关系和社区？

沟通的复杂性

- 当您和别人一起策划某个活动时，您遇到过什么阻碍？
- 有效的沟通技巧有哪些？
- 如何让误解最小化？

文化意识

- 什么是文化？我们如何学习文化？
- 从不同层面探索文化的概念：国家、城市、家庭、宗教和个体。
- 您对电梯礼仪有什么看法？在不同文化中有什么区别？
- 我们如何理解和给不同种族的人贴标签？
- 在您所在的特定文化中，有什么重要的仪式和传统？

- 您希望别人对您的文化有哪些了解？
- 文化如何影响作业？作业如何影响文化？
- 文化如何渗透到日常的作业中？
- 我们如何包容和理解不同文化的差异？

应对失去和悲伤

- 当身边有人去世时，一个人是什么感受？当失去所爱的人时，您做过什么事情，或者您认为自己可能会怎么做？
- 不同的文化如何应对死亡和悲伤？
- 作业如何用于应对悲伤的过程？
- 在讨论临终计划时，您有什么感受？您对姑息疗法和遗产规划有什么样的疑问？讨论这些话题的时候如何能让您感觉更舒服？
- 您想如何接近死亡和临终问题？

8.3. 推荐的活动

关系和作业

- 想想和您认识的人一起去的地方。
- 见【✋材料 8.A.，"我喜欢的人、地点和活动"】。
- 仔细查看制订活动计划所涉及的步骤，见【✋材料 8.B.，"制订一个计划"】。
- 作为一个团体规划活动和外出。
- 请参与者用照片记录他们的社交活动，并和团队分享（例如，发布到社交媒体，或分享智能手机照片）。
- 在个体化治疗中，创建一个个人生活录像（见附录 A）。
- 使用社交媒体（如 Facebook 或 Instagram）为参与者创建线上团体，作为另一种交流和社交的形式。

沟通的复杂性

- 把外表和准备的各个方面作为一种交流的手段，包括时尚、化妆、指甲护理、肢体语言和姿势。
- 当参与者了解到交流、社会活动和纯粹社区外出的细微差别时，他们可能想在本地或设施通讯上记录和分享他们的经历。

- 使用【✋材料 8.C.，"社会调查：我是什么类型的人"】以帮助参与者思考他们喜欢的社会活动类型。

文化意识

- 组织一次传统家常便饭的聚餐活动，让参与者分享自己的民族美食。
- 确定在特定文化背景下，患者或客户参与过的儿童游戏和作业。
- 使用【✋材料 8.D.，"文化声明工作手册"】帮助参与者评判性地思考自己的背景，并且更多地学习其他人的文化背景。

应对失去和悲伤

在 60 岁的时候，患者和客户可能不愿意去思考死亡和临终这些事情，但是到 80 岁的时候，他们往往已经反复经历了失去和悲伤。相应地制订这个主题相关的内容。

- 分享参与者可利用的资源、信息和支持体系。
  - 介绍临终计划这一主题。
  - 在合适的时机，可以与参与者的配偶、照顾者或者家庭成员一起，让参与者谈谈自己对死亡、临终的经历和态度。
- 提供资源
  - 探索州政府制定的关于临终计划的法律条例，如何提交正式表格，包括临终前的医疗抉择、财产规划及遗嘱等。
  - 在社区或朋友中寻找咨询和支持团体，一起讨论悲伤和失去这些主题。
  - 在 www.goodendoflife.com 网站上寻找更多的关于临终规划的信息。这个网站提供了一些简单的工具，帮助人们在生命的最后阶段保证生活质量。可获得的表格包括"制订一个计划""招募辩护律师""选择一个地点和照顾者"以及"讨论遗言"。

8.4. 关系和作业的材料

- 材料 8.A. 我喜欢的人、地点和活动
- 材料 8.B. 制订一个计划

参考文献

Cacioppo, J. T., & Hawkley, L. C. (2009). Perceived social isolation and cognition. *Trends in Cognitive Sciences, 13*(10), 447–454.

Cornwell, B., Laumann, E. O., & Schumm, L. P. (2008). The social connectedness of older adults: A national profile. *American Sociological Review, 73,* 185–203.

Glass, T. A., Mendes De Leon, C. F., Bassuk, S. S., & Berkman, L. F. (2006). Social engagement and depressive symptoms in late life: Longitudinal findings. *Journal of Aging Health, 18*(4), 604–628. http://dx.doi.org/10.1177/0898264306291017

Smith, J. M. (2012). Portraits of loneliness: Emerging themes among community-dwelling older adults. *Journal of Psychosocial Nursing and Mental Health Services, 50*(4), 34–39.

Toepoel, V. (2013). Ageing, leisure, and social connectedness: How could leisure reduce social isolation of older people? *Social Indicators Research, 113,* 335–372.

材料 8.A.　我喜欢的人、地点和活动

人——列出 **3** 个您喜欢与之一起做事情的人。

1. _____

2. _____

3. _____

地点——列出 **3** 个您喜欢去的地方。

1. _____

2. _____

3. _____

活动——列出 **3** 个您喜欢参与的活动。

1. _____

2. _____

3. _____

材料 8.B.　制订一个计划

提示：在左栏详细展开您对外出计划细节的描述。在右栏记录任何需要的特别考虑（如提前购买车票）。

	细节	特别考虑
人物		
地点		
时间		
方式		
需求		

材料 8.C.　社会调查：我是什么类型的人

提示：阅读以下陈述，并在 A 或 B 中圈出您更赞同的选项。

1. 您更符合 A 还是 B？
   A．当我决定和某人去某处时，我喜欢计划好所有的细节。
   B．我很随和，会根据和我在一起的人的想法来制订计划。

2. 您更符合 A 还是 B？
   A．当我要去什么地方或者做什么事情时，我会邀请别人陪我一起。
   B．当我和别人待在一起时，做什么并不重要，和他们一起共度时光才是重要的。

3. 如果您周六晚上有空闲，想打电话叫一个朋友一起共度时光，哪种听起来更符合您的选择？
   A．"嘿，我有两张演出票，您想和我一起去吗？"
   B．"嘿，您这个星期六干嘛？要不要一起聚聚？"

评分和解释

如果您大部分选 A，说明您是一个注重"活动"的人。当您请求别人花时间陪伴您时，您倾向于脑海里已经有一个特定的活动或外出计划。您计划去某个地方，并邀请别人陪您一起去。活动或作业是重点，另外，您会邀请其他人加入。

如果您大部分选 B，说明您是一个更关注"人"的人。当您想要参与社交或和某个人相处时，您仅仅是因为想和那个人在一起，你们一起做了什么并不重要。你们可能做任何事情，并且和那个人在一起才是重点。您和您的朋友倾向于共同想出一个计划，决定去哪里做什么。

材料 8.D. 文化声明工作手册

提示：在以下空行描述您在文化和（或）种族上的自我认同。您可能想描述您从哪儿来、您的家庭背景、您的宗教信仰，或任何对于您来说很重要的文化要素（例如，您可以说："我的家庭是日本和墨西哥人的后裔，同时我是一个天主教徒。"）。

我的文化或种族背景：＿＿＿＿＿＿＿＿＿＿＿＿＿＿＿＿＿＿＿＿＿＿＿＿＿＿＿＿＿

＿＿

＿＿

＿＿

提示：在以下空行写下您希望别人了解的您的文化、种族或背景的任何信息，可能包括您引以为傲的文化要素（例如，"我的曾祖母以前教我家的每个女人制作她的著名泡菜"），或者您认为您的文化中经常被误解的部分（例如，"人们经常说我看起来像意大利人，实际上我是以色列人"）。

我希望人们了解的我的文化或种族背景：＿＿＿＿＿＿＿＿＿＿＿＿＿＿＿＿＿＿＿＿＿

＿＿

＿＿

＿＿

谷　莉译　李　涛审校

9.1.　主题介绍

人们习惯于将人的一生分为三个阶段：童年期、成年期和老年期（Hareven，1976）。成年期通常占据了我们生命的大部分时间。在此期间，我们创造自己的事业，建立并维护家庭，并在进入平和深沉的老年期前实现人生意义。如今，随着人们平均寿命的延长，我们对增龄的看法也发生了变化。随着青春期的延长，年轻人将结婚和生育推迟到 30 岁以后。因此，第二个成年期便出现了。在《创造将来的生活：充满智慧的时代》（*Composing a Further Life：The Age of Active Wisdom*）中，Bateson（2010）描述了**第二成年期**这个生命阶段。

根据 Bateson 的观点，第二成年期是现代人类长寿的结果。这是一段现代生活中人们摆脱了工作和养家的束缚，同时具有丰富人生阅历和智慧的时期。她认为第二成年期是 50 ~ 75 岁一段极具生产力的时期。在此期间，男性和女性都有机会更深刻地参与生活，探索他们内在的优先事项和潜能，追寻新的人生意义（Bateson，2010）。

那么，生活方式重塑方案中的成员如何更好地利用这样一段美好的时光呢？当我们的组员进入并开始探索这个成人生活的新阶段时，如何才能帮助他们充分地把握它的意义并探索它的可能性呢？

第一步，就是让参与者认识到自己的潜力。对，就是现在，鼓励您的父母和康复对象去探索他们最关心的事物。他们应该更深入地参与生活，发现他们内在的优先事项和潜力，并追寻新形式的意义。他们的生活也许不是刚刚开始，但他们一定还是充满活力和

希望的。通过认识到还有很多可以学习的东西和更大发现等待着他们，他们的人生可以更长、更丰富并更有意义（Van Leuven，2010）。为什么不从今天开始呢？

本模块中，治疗师会探索这个新的、令人兴奋的人生阶段。鼓励成员尝试：

- 学一门手艺，
- 回到学校，
- 创业，
- 参与一项对于他们来说重要的事情，
- 写一篇博客，
- 旅行，
- 更深入地探索自身的精神世界，
- 写一本小说，
- 学一项手工艺，
- 做志愿者，
- 寻找新的志向，
- 承担一份社区工作。

如果我们可以鼓励我们的成员把握住这些机会，这个人生的新阶段将充满了各种机遇。健康的增龄需要健康、幸福以及安全感和稳定性，但它同样需要参与和激励、积极的态度和适应力（Reichstadt、Depp、Palinkas、Folsom 和 Jeste，2007；Van Leuven，2010）。第二成年期是一种"需要想象力和求知欲的即兴艺术形式"（Bateson，2010，p.19）。您的组员已经用一生的时间积累他们所需要的技能和经验，而这将是他们学以致用的最佳机会。

9.2. 小组讨论推荐话题

过去

- 在您的人生中您做过什么令自己感到自豪的事情？
- 10 岁时您有梦想过现在会在哪里吗？梦想过 25 岁、40 岁的时候会在哪里吗？
- 您是否曾将此生中想要完成的事情列个清单？都是些什么事情？
- 您上一次尝试全新的事情是什么时候？
- 25 岁时，"欣欣向荣"意味着什么？现在意味着什么？
- 您曾做过的最随心的事情是什么？
- 您人生中上过的最难的一课是什么？您认为那些课将对您未来的人生带来什么影响？

现在

- 您现在最喜欢做什么？
- 您觉得您是如何利用您在生活中积累的智慧？
- 哪些生活经历让您走到今天这个境遇？
- 您是否对未来有所计划？
- 您是否害怕改变目前的生活习惯？
- 您认为您的适应性怎样？适应力对您意味着什么？
- 您对您的时间分配满意吗？
- 安全和稳定相对于参与和刺激哪个对您更重要？

未来

- 您希望在将来获得什么样的经历？
- 生活习惯和仪式对于我们来说十分重要。那么，您会如何把新的经历融入到您的生活中？
- 未来让您兴奋的是什么？害怕的是什么？
- 您如何把现在对您很重要的事情融入到新的活动中去？
- 您如何展望您的未来？这和您在开始这个项目前有所不同吗？
- 您如何看待您未来的价值观改变？
- 这些年您的精神世界有什么变化？您认为它会给您的未来带来什么？

9.3. 推荐的活动

- 鼓励参与者列出所有他们想做但一直没时间做的事情。让他们回顾年轻时的梦想，那些他们在有时间、有精力、却没有学识或财富时想做的事。以小组为单位，制作并讨论一份清单。让参与者认识到，他们已经辛苦工作了一辈子，现在是做这些事的时候了。让他们深吸一口气，欣赏他们已有的成就，思考他们还有哪些要做的事情。
- 播放三首参与者年轻时的歌曲，让组员回想一下这些歌带来什么样的回忆。组员可成对或成组分享。之后，让小组成员试着回忆他们在那段时间的希望和梦想。如果组员想到其他能唤起记忆的歌曲，也可以在小组中播放这些歌曲。
- 让组员试着列出他们改变生活所需要的、并且可利用的资源。这些资源可以是多种多样的，从社会支持，到感兴趣的信息等。
- 让参与者组成小组尝试新的事物。在一节治疗课的开始先做瑜伽，或者在另一节课尝试烹饪一些新的东西；让小组成员试着给报纸的编辑写一封信或者写一篇博客；也可以让小组成员找一些新事物自行参与，并把这项活动带回小组分享。这个活动可以在小组中多次重复，以使每个单元都是新鲜且令人兴奋的，同时向参与者介绍参与这项活动的新方法。可尝试的活动有：
  - 健身操，
  - 园艺，
  - 编织和绳艺，
  - 酿酒，
  - 远足，
  - 摄影，
  - 剪贴工艺。
- 让小组成员记日记，描述他们每天做的一件新事情。组员可在下次会议上分享他们的挑战和发现。
- 让组员拼装拼图。询问组员拼图对他们人生的寓意。他们还剩哪块人生拼图没有完成？还剩多少块？是否希望自己来完成剩下的拼图，还是和其他人一同完成更容易且更能获得快乐？哪些拼图您本以为会是您的，实际上却没有？他们将来会出现吗？

- 安排一次去当地社区（老年）大学的行程。安排与招生办主任会面，讨论老年人的教育选择。确保小组获知关于课程安排和经济支持的有关信息，方便他们分享给自己的朋友和熟人，欢迎他们加入。
- 组织一次志愿信息活动，介绍志愿活动的有关信息。可以邀请社区或其他志愿组织的负责人出席会议，并介绍社区志愿活动的有关信息。鼓励全员参与。
- 组织一次活动来鼓励参与者尝试新事物（如制作工艺品、品尝新食物或学跳集体舞等）。房间装饰、音乐和属于每个人的姓名牌可以增进气氛。参与者应有足够的机会参与整个活动的计划、准备、布置和收尾。

健康快乐分享会

我们在项目中创办了一个叫做"健康快乐分享会"的活动。在这个分享会中，来自生活方式重塑方案中各个小组的参与者齐聚一堂，通过分享彼此快乐的方式体验幸福。我们把一间大屋用五颜六色的彩带和气球做装饰，营造出节日的欢喜气氛。当参与者进入充满音乐的房间时，他们会被引导到一张桌子前，在那里他们可以设计自己的头饰，并收到一个姓名牌。他们每人都有一本"护照"，上面有当天所有可以尝试的作业活动【见✋材料 9.A.，"健康快乐分享会护照示例"】。护照被用一根绳子系在参与者的脖子上来解放他们的双手。他们每到一站，护照册子上相应的一页都盖上章。之后，这本护照成为一个有形的提醒，提示他们尝试过的所有新的作业活动以及参与的快乐带给他们的转变效应。这也成为了当天他们开始探索的象征。这些作业活动包括：

- 竞赛（乒乓球、套圈、高尔夫球、飞镖和气球排球），
- 电脑游戏，
- 太极，
- 药剂师（检查您的用药），
- 下午茶，
- 盲盒猜谜游戏（考察立体触觉），
- 园艺（种花），
- 按摩，
- 愉悦感官（制作精油和干花），
- 足浴和足病评估，
- 面部彩绘，
- 讲故事，
- 合唱，
- 公共交通代理（介绍乘坐火车或公交车的手册、信息和安全提示），
- 手工艺品（皮书签或钱包、相框、花瓶、遮阳帽、万花筒或布艺玫瑰），
- 饼干装饰，
- 搞笑个人照或团体照，
- 园艺。

分享会通过这种方式向参与者们展示，一个小的作业活动便具有转变我们生活的力量。其实我们可以简单地把参与这些作业活动对生活的益处直接告诉参与者，但这种分享会的形式能够让他们忘记自我，全身心地沉浸在愉快、迷人的作业活动中，并最终体验"全神贯注"的境界（Csikszentmihalyi，1990）。

健康快乐分享会是日常时间和地点外的特殊事件，由特定的人群分享。在这个经过转变的时间和地点，参与者有机会尝试新的自我。分享会为游戏和探索作业提供了多感官的环境，让参与者对新事物和改变呈开放态度。分享会鼓励生活方式重塑方案组成员建立意象：他们曾经是什么样的人？现在是什么样的人？通过参与自我建构的作业活动，能够成为什么样的人？

- 材料 9.A. 健康快乐分享会护照示例

参考文献

Bateson, M. C. (2010). *Composing a further life: The age of active wisdom*. New York: Vintage Books.

Csikszentmihalyi, M. (1990). *Flow: The psychology of optimal experience*. New York: Harper & Row.

Hareven, T. K. (1976). The last stage: Historical adulthood and old age. *Daedalus, 105*(4), 13–27.

Reichstadt, J., Depp, C. A., Palinkas, L. A., Folsom, D. P., & Jeste, D. V. (2007). Building blocks of successful aging: A focus group study of older adults' perceived contrib-utors to successful aging. *American Journal of Geriatri Psychiatry, 15*(3), 194–201.

Van Leuven, K. A. (2010). Health practices of older adults in good health: Engagement is the key. *Journal of Ge rontological Nursing, 36*(6), 38–46.

材料 9.A.　健康快乐分享会护照示例

提示： 当您完成每一个新活动后，请在护照上盖章！

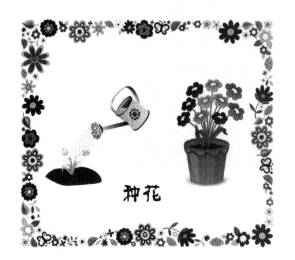

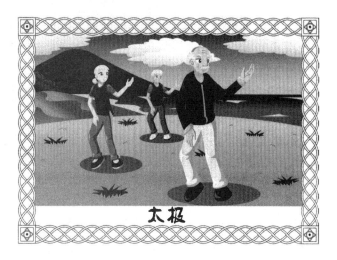

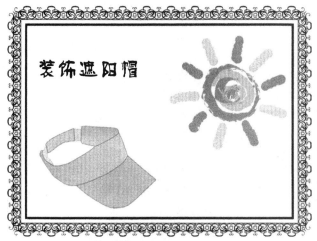

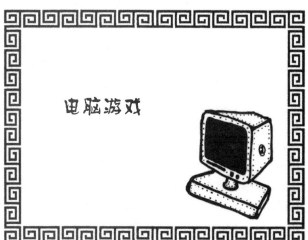

模块 10 医疗保健导览

杨延砚 译 李 涛 审校

10.1. 主题介绍

健康素养是一个人获得、传递、处理及理解健康信息的能力（《患者保护与平价医疗法案2010》，Patient Protection and Affordable Care，标题Ⅴ）。美国卫生与公共服务部（U.S. Department of Health and Human Services，HHS）下设的医疗保健研究与质量管理处（Agency for Healthcare Research and Quality，AHRQ）及疾病控制和预防中心（Centers for Disease Control and Prevention，CDC）将老年人健康素养的重要性排在医疗保健之前。65岁及以上人群的健康素养技能更易低于基线水平。他们中只有3%的人具备娴熟的健康素养技能（CDC，2009）。医疗保健信息的传递越来越多地整合于计算机及线上软件，有很多健康信息网站，如www.webmd.com等，都需要应用者具备计算机应用、网站浏览等基础知识及技能，以及对搜索引擎的了解等。老年人大多缺乏这类技能，对科技及科技相关的应用亦不熟悉。此外，打印出的信息通常选用比较小的字体，令人难以阅读，或应用较多的医学术语，让非专业人员难以理解。

医疗保健系统在过去的30年中也发生了巨大变化。医疗保健更多地由消费者所驱动，卫生服务人员在管理患者的健康时也将患者视为主动参与的角色。这种情况与过去的医疗系统截然不同，那时人们完全依赖医生为患者选择最佳治疗方案（Agus，2011）。很多老年人不知道在由消费者驱动的医疗服务系统中如何与医疗专业人员交流。这种情况以及前述的低水平健康素养，导致了很多老年人对尝试现有的医疗服务网络望而却步。

本模块内容在形式上是很灵活多变的，可以根据患者或咨询者的特定健康素养水平或其所处的特定医疗保健系统进行调整。尽管本模块内容并不直接解决人们关于医疗保险的相关问题，但医保的规则及其对健康管理的影响对于很多老年人而言都是一个十分关注的议题。可以邀请一些特邀讲者讲解一些具体的医疗保险问题。

本模块中的某些活动可以整合在其他模块的内容之中，如"列出现有用药清单"即可整合于模块1"作业、健康和增龄"及模块4"压力和应激反应管理"。网上能够找到很多这类活动的文字及影像资料，建议您自己先尝试使用互联网来获得这些医疗保健资源。老年人群很需要一整块时间来充分学习和健康素养有关的计算机与互联网使用技巧。

10.2. 小组讨论推荐话题

健康素养

- 对您而言，健康素养的涵义是什么？
- 您目前通过什么途径获取与您的健康及医疗保健相关的信息？
- 您是否确定能够跟医疗服务人员交流自己所有的健康问题？
- 您最信任哪种健康信息来源？为什么？您认为哪种健康信息来源比其他来源更值得信任？

与医务人员沟通

- 什么情况下您会不明白医生或其他医务人员告

诉您的信息?

- 什么情况下您能够完全理解自身的健康及医疗保健信息?
- 您认为生活经验及文化因素如何影响您与卫生服务人员的沟通?

10.3.　推荐的活动

健康素养

- 评估每个参与者的个体健康素养水平。可以应用的评估工具有成人医学素养快速评估简表(Rapid Assessment of Adult Literacy in Medicine-Short Form)(Arozullah 等,2007)及成人功能性健康素养简测(Short Test of Functional Health Literacy in Adults)(Baker、Williams、Parker、Gazmararian 和 Nurss,1999)。
- 集体学习就医及各个环节中涉及的常用医学术语。
- 让每一位参与者列出自己的药物清单,注明其服用每种药物的原因。参与者也可以应用模版(http://www.ahrq.gov/patients-consumers/diagnosis-treatments/pillcard/index.html)制作药物卡片。
- 让每一位参与者列出其过去 10 年间的疾病诊断及诊治过程。

与医务人员沟通

- 两两一组进行角色扮演,模拟练习门诊就医、询问用药、诊断和流程等。练习回顾既往信息。

- 集体观看与医生交流的视频。可以通过 AHRQ(http://www.ahrq.gov/patients-consumers/patient-involvement/ask-your-doctor/videos/index.html)获取这些视频。
- 让参与者列出下次就诊时问医生的问题清单。
- 用一个常用的健康信息网站研究一种疾病或健康问题。讨论可以获得的信息有哪些,可信的信息有哪些。
- 让参与者列出或识别服务他们的医务人员名单。小组讨论各参与者在与他们的医务人员交流时的舒适程度。
- 分别让每一位参与者访问美国国立卫生研究院老年健康网站(NIH Senior Health Website)(www.nih.seniorhealth.gov),并回顾其与医生交流时的要点。参与者可独立完成,或者在其配偶、照顾者或其他家人的陪伴下完成。

参考文献

Agus, D. (2011). *The end of illness.* New York: Free Press.

Arozullah, A. M., Yarnold, P. R., Bennett, C. L., Soltysik, R. C., Wolf, M. S., Ferreira, R. M., . . . Davis, T. (2007). Development and validation of a short-form, rapid estimate of adult literacy in medicine. *Medical Care, 5*(11), 1026–1033.

Baker, D. W., Williams, M. V., Parker, R. M., Gazmararian, J. A., & Nurss, J. (1999). Development of a brief test to measure functional health literacy. *Patient Education and Counseling, 38,* 33–42.

Centers for Disease Control and Prevention. (2009). *Improving health literacy for older adults: Expert panel report 2009.* Atlanta: U.S. Department of Health and Human Services.

Patient Protection and Affordable Care Act, 42 U.S.C. § 5002 (2010).

李 涛 公 晨译 谷 莉 周谋望 审校

11.1. 主题介绍

与普遍看法相反，性表现的丧失并不是增龄的一个必然方面。身体接触是人类终生的基本需求（Hattjar，2012；Sipski 和 Alexander，1997）。 研 究表明，性仍然是关乎老年人生活质量的一个重要问题（Gott 和 Hinchliff，2003）。Bradford 和 Meston（2007）报告称，在 70 多岁的人群中，57% 的男性和 30% 的女性每月至少进行一次性活动。当他们 80 多岁时，27% 的男性和 18% 的女性仍然报告每月至少进行一次性活动（Bradford 和 Meston，2007）。

尽管性在晚年仍然是必不可少的，但增龄过程会产生一种更慢且没那么强烈的性反应（Sipski 和 Alexander，1997）。对老年人性行为的调查一致发现，无论男性还是女性，性活动的频率都随着年龄的增长而下降，尽管男性的下降较少（Kingsberg，2002）。

有几个因素会导致晚年性活动减少。激素变化、常用药物的副作用以及情感、身体和心理上的困难都会干扰性活动。此外，长期关系中自然伴随的其他因素也会影响性行为。沟通的质量、亲密度和承诺都会在性满足中起作用，并且在一生中都会有波动（Sipski 和 Alexander，1997）。

值得注意的是，尽管我们已经发现性欲和性满意度会影响生活质量（Chao 等，2011），但缺乏性活动本身并不是一个问题。自愿独身有时会自然地发生，应该与非自愿的性丧失仔细地区分开来（Bradford 和 Meston，2007）。话虽如此，一些老年人可能对他们的性活动水平感到不满意，或者他们可能只是好奇增龄会如何影响性行为。因此，本模块内容旨在帮助回答一些常见问题，并揭开晚年性行为的神秘面纱。本模块的内容可以独立呈现，也可以与模块 8"关系和作业"一起呈现。

内分泌系统和激素

内分泌系统包括产生激素的器官和组织。激素是机体释放到血液中用来控制体内器官和系统的天然化学物质。随着身体衰老，内分泌系统与身体其他部分相互作用的方式自然而然地发生变化。例如，靶组织对激素变得不那么敏感，激素产生的速率改变，激素分解变得更慢（Dugdale，2012）。激素的变化对男性和女性的性行为有不同的影响，如下所述。

男性

雄激素，即与性欲和性反应有关的激素，在男性 50 岁左右开始逐渐衰退。这可能导致勃起功能改变和阴茎敏感度下降。勃起功能改变相对常见。据估计，到 70 岁时，67% 的男性会出现一定程度的勃起功能障碍（Gott、Hinchliff 和 Galena，2004）。更适应这些变化可能需要调整不同的性交姿势，增加或延长前戏，或者更加强调对阴茎的直接物理刺激（Bradford 和 Meston，2007；Sipski 和 Alexander，1997）。

女性

女性绝经期通常发生在 50 岁左右，会导致雌激素、孕酮和雄激素急剧减少。这些激素的变化会产生一些生理变化，包括阴道分泌物减少、阴道壁变薄和阴道弹性丧失。据估计，多达 2/3 的老年女性会出现阴道干燥，而且通常可以用润滑剂来改善（Hillman，

2012）。一些阴道变化会导致性交疼痛、尿道刺激、泌尿生殖道感染或尿失禁（Bradford 和 Meston，2007；Sipski 和 Alexander，1997）。

性欲减退是最普遍的女性性功能障碍（Kingsberg，2002）。然而，与男性不同的是，男性的性反应通常在成年早期达到顶峰，女性的性活动在整个生命过程中并不表现出一致的模式。虽然女性在晚年时性兴趣比男性下降得更快，但她们在整个人生过程中保持着比男性更高的性满意度（Bradford 和 Meston，2007），而且女性的性满意度似乎不会随着年龄增加而急剧下降（Kingsberg，2002）。

生活方式因素

越来越多的证据表明，生活方式的因素，尤其是体育活动，可以预防老年人的性功能障碍。事实上，总体健康状况是性欲增加（Kontula 和 Haavio-Mannila，2009）和晚年性生活频率增加（Hillman，2012）的关键预测因素。相反，吸烟、肥胖、饮酒和久坐的生活方式与性功能障碍有关（Derby、Mohr、Goldstein、Feldman、Johannes 和 McKinlay，2000）。研究发现，与健康的同龄人相比，患有与生活方式有关的慢性疾病，如高血压、心脏病和糖尿病的老年人性生活较少（Hillman，2012）。不健康的生活方式对性功能的影响已经被证明是可以通过规律运动在一定程度上逆转的（Belardinelli、Lacalaprice、Faccenda、Purcaro 和 Perna，2005）。

社会因素

缺乏社会支持和晚年对性的认识不足会阻碍老年人的性表现。关于增龄和性行为的谬论和误解比比皆是，但媒体和大众文化对晚年性行为的描述仍然很少。此外，卫生保健从业者可能对老年人的性健康需求一无所知且缺乏应对。Murphree 和 DeHaven（1995）发现，医生不太可能向老年患者询问性史。在一项针对医生的定性研究中，Gott 等（2004）发现，大多数全科医生并不认为性健康是与老年人讨论的"合法"话题。老年人也报告说，向医生提出性问题时感觉不舒服（Gott 等，2004），而且将近一半的老年男女未能就性问题寻求帮助（Hillman，2012）。请参见【🖐 材料 11.A.，"给医生的问题样本列表"】，供医生提出性问题的建议列表。

老年人性行为的另一个社会障碍是缺乏伴侣。在不同年龄组中，如果能找到一个固定的性伴侣（通过婚姻或长期伴侣），男性和女性都更有可能性活跃。因为女性往往比男性长寿，而且往往嫁给比自己年长的男性，所以她们更有可能在老年时期独自生活（Bradford 和 Meston，2007）。这意味着女性的性功能在老年时期可能会减退得更快，因为她们可能在晚年的更长时期内没有长期伴侣。

药物的副作用

正常的性功能取决于多种生理和心理机制，包括血管、激素和神经过程。因此，各种药物会直接或间接地影响性行为并不奇怪。例如，用于治疗抑郁的药物可以直接影响正常性功能的生理机制（Sipski 和 Alexander，1997）。另外，这些药物可能会通过改变情绪、警觉性或社交互动间接影响性行为（Sipski 和 Alexander，1997）。【🖐 材料 11B.，"与性功能障碍相关的常见药物"】列出了与性功能障碍相关的常见药物。

11.2.　小组讨论推荐话题

性和增龄

- 对您来说谈论性和性行为有多难？跟某些人谈论这些问题会更难吗？例如，您会和您的伴侣谈论性吗？您的朋友呢？您的医生呢？
- 性与亲密的情感息息相关。随着年龄的增长，您的情感亲密能力会如何变化？
- 您如何看待性增强药物宣传的广泛兴起？它们是否引起了人们对老年人性问题的关注？他们是否准确地描述了男性和女性在晚年的性关系经历？

生活方式因素

- 近年来，人们越来越关注性活动能增进健康和幸福的观点。有些人反对这种说法，因为认为性对每个人都很重要，并且忽视了性对某些人也是有害的这一事实（Hinchliff 和 Gott，2008）。您怎么理解性可以"延缓衰老"的说法？

社会因素

- 您和您的医生在讨论健康问题时有困难吗？您是如何进行交谈的？
- 您是如何看待媒体和流行文化对晚年性生活的描述？它们是消极的还是积极的？它们准确吗？
- 缺乏伙伴关系是变老的一个挑战。晚年情感亲密的一些来源是什么？特别是对于单身或丧偶的人来说？

11.3. 推荐的活动

增龄和性行为

- 要求参与者思考老年人关于性的常见谬论（例如，老年人是无性的）。然后，让他们想出反驳或支持这些谬论的例子（来自个人经历、大众文化或媒体）。
- 作为一个小组，阅读最近的文章"晚年性事：四个女人揭示了（多种多样的）真相"（Neustatter、Kupfermann、Parfitt 和 D'argy Smith，2014）。组织一次小组讨论。这些女人能让人产生共鸣吗？她们是老年性行为的准确示例吗？她们是女性晚年生活的恰当代表吗？
- 给参与者时间，为他们的医疗保健提供者写一份与性相关的问题的个人列表。如果参与者不愿意分享，列表可以保持私密。组织一次小组讨论，讨论如何向医疗保健提供者提出棘手的个人话题【🖐 材料 11.A.，"给医生的问题样本列表"】。
- 要求参与者讨论他们定期做出的生活方式选择（如吸烟、饮酒和锻炼）。这些选择可能会影响性健康。参与者目前是否正在进行或愿意进行任何生活方式的改变，以提高整体健康水平并降低性功能障碍的风险？
- 作为一个小组，观看一个关于性增强药物的在线广告。鼓励参与者讨论他们是否觉得广告准确地代表了晚年的性行为。存在什么样的刻板印象？
- 讨论亲密关系中沟通的重要性。鼓励小组集体讨论如何与重要的人一起处理性相关问题。

11.4. 荷尔蒙、增龄和性欲的资料

- 材料 11A. 给医生的问题样本列表
- 材料 11B. 与性功能障碍相关的常见药物

参考文献

Belardinelli, R., Lacalaprice, F., Faccenda, E., Purcaro, A., & Perna, G. (2005). Effects of short-term moderate exercise training on sexual function in male patients with chronic stable heart failure. *International Journal of Cardiology, 101*(1), 83–90.

Bradford, A., & Meston, C. M. (2007). Senior sexual health: The effects of aging on sexuality. In L. VandeCreek, F. L. Peterson, & J. W. Bley (Eds.), *Innovations in clinical practice: Focus on sexual health* (pp. 35–45). Sarasota, FL: Professional Resource Press.

Chao, J. K., Lin, Y. C., Ma, M. C., Lai, C. J., Ku, Y. C., Kuo, W. H., & Chao, I. C. (2011). Relationship among sexual desire, sexual satisfaction, and quality of life in middle-aged and older adults. *Journal of Sex and Marital Therapy, 37*(5), 386–403.

Derby, C. A., Mohr, B. A., Goldstein, I., Feldman, H. A., Johannes, C. B., & McKinlay, J. B. (2000). Modifiable risk factors and erectile dysfunction: Can lifestyle changes modify risk? *Urology, 56*(2), 302–306.

Dugdale, D. (2012). *Aging changes in hormone production*. Rockville, MD: National Institutes of Health. Retrieved from http://www.nlm.nih.gov/medlineplus/ency/article/004000.htm

Gott, M., & Hinchliff, S. (2003). How important is sex in later life? The views of older people. *Social Science and Medicine, 56*(8), 1617–1628.

Gott, M., Hinchliff, S., & Galena, E. (2004). General practitioner attitudes to discussing sexual health issues with older people. *Social Science and Medicine, 58*(11), 2093–2103.

Hattjar, B. (2012). Overview of occupational therapy and sexuality. In B. Hattjar (Ed.), *Sexuality and occupational therapy: Strategies for persons with disabilities* (pp. 1–10). Bethesda, MD: AOTA Press.

Hillman, J. (2012). *Sexuality and aging: Clinical perspectives*. New York: Springer.

Hinchliff, S., & Gott, M. (2008). Challenging social myths and stereotypes of women and aging: Heterosexual women talk about sex. *Journal of Women and Aging, 20*(1–2), 65–81.

Kingsberg, S. A. (2002). The impact of aging on sexual function in women and their partners. *Archives of Sexual Behavior, 31*(5), 431–437.

Kontula, O., & Haavio-Mannila, E. (2009). The impact of aging on human sexual activity and sexual desire. *Journal of Sex Research, 46*(1), 46–56.

Murphree, D. D., & DeHaven, M. J. (1995). Does grandma need condoms? Condom use among women in a family practice setting. *Archives of Family Medicine, 4*, 233–238.

Neustatter, A., Kupfermann, J., Parfitt, P., & D'argy Smith, M. (2014, February 23). Sex in later life: Four women reveal the (very varied) truth. *The Daily Mail.* Retrieved from www.dailymail.co.uk/femail/article-2566307/Sex-later-life-Four-women-reveal-varied-truth.html

Sipski, M. L., & Alexander, C. J. (1997). *Sexual function in people with disability and chronic illness: A health professional's guide.* Gaithersburg, MD: Aspen.

材料 11.A. 给医生的问题样本列表

1. 个人期望

   a. 鉴于我的健康史，对我的性相关生理、性欲和性功能而言，我应该期待什么？

   b. 随着年龄的增长，我还能期待什么变化吗？

2. 药物

   a. 我服用的某些药物可能会导致性功能障碍吗？

   b. 有没有一些我还没有服用的有助于改善我性功能的药物？

3. 生活方式

   a. 在我的日常生活中，有什么事情可以通过不同的做法来改善我的总体幸福感或性功能吗？

4. 我生活中的其他问题

   a.

   b.

材料 11.B.　与性功能障碍相关的常见药物

心血管药物

- 抗高血压药物
  - β 受体阻滞剂（如普萘洛尔）
  - 利尿剂（如螺内酯）
- 地高辛（用于治疗各种心脏疾病）
- 抗心律失常药物（如丙吡胺）

精神药物

- 抗抑郁药
  - 选择性血清素再摄取抑制剂（SSRIs，如百忧解）[*]
  - 三环类抗抑郁药（TCAs，如安那芬尼）
- 抗精神病药物（如阿立哌唑）
- 抗焦虑剂
- 苯二氮䓬类（如阿普唑仑）[**]
- 锂（是常用于治疗双相情感障碍的情绪稳定剂）

消遣性药物

- 酒精
- 尼古丁

其他药物

- 抗癌药物（如化疗药物及他莫昔芬）
- 抗溃疡药物（如西咪替丁）

[*] 安非他酮、曲唑酮和奈法唑酮等新一代 SSRIs 可能会改善某些患者的性功能。
[**] 苯二氮䓬类药物对继发于焦虑的性功能障碍的患者可能会有积极的影响。

参考文献

Bradford, A., & Meston, C. M. (2007). Senior sexual health: The effects of aging on sexuality. In L. VandeCreek, F. L. Peterson, & J. W. Bley (Eds.), *Innovations in clinical practice: Focus on sexual health* (pp. 35–45). Sarasota, FL: Professional Resource Press.

Sipski, M. L., & Alexander, C. J. (1997). *Sexual function in people with disability and chronic illness: A health professional's guide.* Gaithersburg, MD: Aspen.

模块 12 结束小组治疗：完成个人规划

邢华医 译 李 涛 周谋望 审校

12.1. 主题介绍

生活方式重塑方案与作业治疗通常使用的方法有几个方面的不同。传统的作业治疗通常包括较短期的、更以个人为导向的干预措施。即使是在传统的作业治疗过程中建立的小组，这些小组的成员也往往每周都有变化。

生活方式重塑的干预措施应在成员构成相对稳定的小组中实施 6 ~ 9 个月。小组成员与作业治疗师之间以及各小组成员之间建立了牢固的联系。参与者互相交换电话号码，以促进小组以外的互动。

治疗师和组员都发现干预措施的结果是喜忧参半的。生活方式重塑的小组成员可能是持续稳定的。然而，正在进行干预的小组通常需要加入新的成员来维持活动，这可能会影响小组的活跃度。无论是否期望一个小组能够维持下去，在本阶段，作业治疗师均应该为每个参与者做好个人参与计划（personal engagement plan，PEP；见附录 B）的确定，包括促进健康的生活习惯和生活习惯，以及随着时间推移坚持实施计划的策略。本阶段还应包括一个仪式或典礼，使参与者能够过渡到一种健康的生活方式而不再依赖团体参与。

让健康的习惯成为日常自然

生活方式重塑方案的主要目标之一是训练老年人可持续的健康习惯成为日常的自然。**习惯成自然**是针对一些重复的、类似自动进行的、几乎不会变化的行为或活动模式（Clark，2000；Poole，2000）。个人的习惯成自然为日常生活建立了模式，使个体在日

常生活中执行每一项活动时不需要有意识地进行思考（Clark，2000）。

Reich（2000）发现，与缺乏习惯意识者相比，生活条理和习惯化程度较高的女性纤维肌痛症患者能够采取更有效的应对策略。与之相反，有些人则因为自己的喜好而长期坚持对自身健康有害或导致其他不良结局的生活习惯和生活习惯（Bergua 等，2013；Reich 和 Zautra，1991；Williams，2000）。是什么让一些人选择了破坏健康的生活习惯和生活习惯，而另一些人却恰恰相反？许多因素会影响生活习惯和生活习惯的强度，包括环境、社会支持、经济保障、睡眠模式、有影响力的人以及生物学因素。

健康的生活习惯和生活习惯也可以起到积极的作用，从而对抗慢性疾病和残疾的进展。生活方式重塑方案的大多数参与者建立了旨在实现健康生活方式的生活习惯和生活习惯。一些习惯，如在久坐后活动一下，可以融入日常生活习惯中来保持健康。然而，随着身体的变化或年龄的增长，健康的生活方式可能会变得不合时宜。因此，应定期重新回顾生活习惯和生活习惯，尤其重要的是在最后一次会议上对每个人的个人参与计划进行回顾，以确定是否需要增加新的策略或目标以取得最佳结果。

有些人需要依赖看护者来完成日常生活活动，如做饭等。因此，习惯的形成不仅包括参与者本人，也包括家人、朋友和看护者。这些人必须致力于推动产生积极的改变。如果没有足够的支持，习惯的形成或改变可能是极其困难的（Darlow 和 Xu，2011；Dhanapalaratnam、Fanaian 和 Harris，2011）。与之类似，环境也必须能够根据需要的变化而进行适应（Wood

和 Neal，2007）。例如，如果食品柜里装满了高糖的加工食品，就很难保持健康的饮食习惯。

对阻碍形成或保持健康习惯的潜在障碍必须谨慎而有创造性地加以处理。治疗师应敏于发现那些对治疗干预表现出抵抗的个体，因为对日常生活被打乱的担忧可能是抵抗的潜在原因（Williams，2000；Zisberg、Young、Schepp 和 Zysberg，2007）。老年人可能会发现，将通过生活方式重塑方案学到的习惯保持下去是很有挑战性的，特别是在完成项目后缺乏作业治疗师持续支持的情况下。事实上，生活方式重塑方案的结束可能会使新习得的日常习惯中断。因此，应鼓励随机应变，并强调随着时间的推移而修改计划的情况是预料之中的，以便使参与者能够独立地适应和处理变化。

项目结束的仪式

项目结束时有一项安排是为每个团队及个体成员举行一个有意义的仪式。治疗师应该在最后一次会议之前的较早时间就开始为结束一个小组项目做准备。与团队相关的问题可能与项目结束后的过渡和团队成员的告别有关。应该给参与者提供机会，以表达这些人际关系对他们的意义，以及他们如何在生活方式重塑方案中得到成长和获益。

在生活方式重塑方案接近尾声时，治疗师可能希望安排一定的小组时间来回顾之前所涉及的内容。回顾活动提供了一个很好的机会来考虑与作业活动相关的特定健康问题。在经历了许多户外活动和治疗活动之后，参与者进入了更深层次的分享和个人展示。在整个作业自我分析的过程中，团队和个人均得到了成长。

最后的小组会议应该作为回顾个体参与计划的时间，庆祝参与者在整个项目中获得的成就，并对新开发的工具箱进行反馈，以优化有意义的活动参与，建立快乐而健康的生活方式。下面列出的活动有助于促进一个团队项目以积极而充满希望的方式结束。

12.2.　小组讨论推荐话题

让健康的习惯永久维持

- 有哪些习惯阻碍您参与想要的或有意义的活动中？
- 当生活习惯和生活习惯被打乱时，您会有什么反应？
- 什么有助于您养成新的或长期的生活习惯和生活习惯？
- 阻碍习惯改变的障碍有哪些？
- 有哪些意想不到的事件可能会干扰或促进习惯的改变？您可以采取哪些措施来为这些事件做准备？

项目结束的仪式

- 当您准备从生活方式重塑方案毕业时，您最自豪的成就和胜利是什么？
- 您对未来有什么看法？您想实现什么目标？
- 您觉得本方案最令人满意的地方是什么？这个项目的挑战、缺点和不满意的地方是什么？
- 对于其他正在考虑加入这样一个团体的老年人，您有什么建议吗？
- 使用【✋材料 12.A.，"小组反馈工作表"】，作为补充讨论的提纲。

12.3.　推荐的活动

让健康的习惯永久维持

- 回顾并讨论每个人的个体参与计划。对其进行评估，以确保内容符合【✋ 材料 12.B.，"培养可持续的、促进健康的日常习惯的关键"】中的具体要求。
- 在个体化治疗中，列出老年人想要在日常生活中增加的好习惯。列出他或她想改掉的坏习惯。设计一个计划来强化这些习惯的养成。避免一次改变太多。
- Gardner、Lally 和 Wardle（2012）设计了一个简单的工具来指导个体将健康的行为转变为习惯。该文章可以在《英国全科医学杂志》（*British Journal of General Practice*）获取，其工作表位于框 1。其中包括一个每周工作表，用于跟踪记录新习惯随时间的自动变化情况。
- 练习识别可能干扰习惯改变的潜在问题，并根据假想的现实情况制订短期目标。
- 有些情况下，老年人会经历一些挫折，使他们在日常康复重塑期间建立的新的健康习惯和生活习惯被打乱。讨论可能提示个体又返回以前那些不够健康的习惯的警告信号。完成【✋材料 12.C.，"提示需要重新集中精力的危险信号"】。

- 让每一位老年人完成【✋材料 12.D.，"我理想的一天"】。讨论大家答案的相同点和不同点，以及每个人理想一天的独特性对建立可持续健康生活方式的重要性。让老年人为实现他们理想的一天设定短期和长期目标。

- 目标的形成是促进行为改变的一个关键要素（Webb 和 Sheeran，2006）。持续调整、完善和实施计划，以实现参与者在之前的会议上制订的短期和长期目标。强调灵活性是计划的一部分。使用【✋材料 12.E.，"连续性计划"】作为指导。

项目结束的仪式

每一个参与者都可以启用一个生活方式重塑笔记本。它提供了一种途径和方法来回顾方案的概念，是帮助个体记住团队活动过程的一种切实可行的方法。在生活方式重塑方案中，治疗师为参与者提供一个标准的三环活页夹，并为每个小组贴上独特的创意封面。在整个方案中，鼓励参与者保存他们的材料。治疗师确保在方案结束时他们有一套完整的材料。所有这些材料和练习都附在第一页目录表后并分别整理。

指导者在整个方案中拍摄照片，由参与者选择他们最喜欢的照片，并将其放入笔记本的相册页中。指导者在经过允许后与参与者交换电话号码，以便为每个成员提供一份清晰打印的名单，并鼓励团队成员彼此保持联系。部分小组可能会由此积极建立专门的社交群体。干预者提供【✋材料 12.F.，"朋友和回忆"】并放入笔记本中，留白用于个人留言和签名。然后治疗师将每个人的"朋友和回忆"页在小组成员间进行传递，以互相书写鼓励性的留言。

治疗师为小组打印一封专门的信件，作为对每个笔记本的介绍。在整个方案中，小组成员们带来食谱、漫画、诗歌和其他鼓舞人心的材料。治疗师复印这些材料并将其收集起来。

最后，在方案的最后一天举行毕业典礼。由参与者为这一天做计划和准备。这将是一个特别的聚会，有蛋糕、装饰品和照片。参与者伴着毕业进行曲上台领取结业证书。对有些人来说，这可能是他们人生中的第一次毕业典礼。对所有人来说，这都是一件有重要意义的活动，并将成为一个里程碑，标志着他们对健康和作业的新认识。

12.4.　结束团队所需的材料

- 材料 12.A. 小组反馈工作表
- 材料 12.B. 培养可持续的、促进健康的日常习惯的关键
- 材料 12.C. 提示需要重新集中精力的危险信号
- 材料 12.D. 我理想的一天
- 材料 12.E. 连续性计划
- 材料 12.F. 朋友和回忆

参考文献

Bergua, V., Bouisson, J., Dartigues, J. F., Swendsen, J., Fabrigoule, C., Peres, K., & Barbenger-Gateau, P. (2013). Restriction in instrumental activities of daily living in older persons: Association with preferences for routines and psychological vulnerability. *International Journal of Aging and Human Development, 77*(4), 309–329.

Clark, F. A. (2000). The concepts of habit and routine: A preliminary theoretical synthesis. *Occupational Therapy Journal of Research, 20,* 122S–137S.

Darlow, S. D., & Xu, X. (2011). The influence of close others' exercise habits and perceived social support on exercise. *Psychology of Sport and Exercise, 12*(5), 575–578.

Dhanapalaratnam, R., Fanaian, M., & Harris, M. F. (2011). Lifestyle intervention: A study on maintenance in general practice. *Australian Family Physician, 40*(11), 903–906.

Gardner, B., Lally, P., & Wardle, J. (2012). Making health habitual: The psychology of "habit-formation" and general practice. *British Journal of General Practice, 62*(605), 664–666. http://dx.doi.org/10.3399/bjgp12X659466

Poole, J. L. (2000). Habits in women with chronic disease: A pilot study. *Occupational Therapy Journal of Research, 20,* 112S–122S.

Reich, J. (2000). Routinization as a factor in the coping and the mental health of women with fibromyalgia. *Occupational Therapy Journal of Research, 20,* 41S–50S.

Reich, J. W., & Zautra, A. J. (1991). Analyzing the trait of routinization in older adults. *International Journal of*

Aging and Human Development, 32, 161–180.

Webb, T. L., & Sheeran, P. (2006). Does changing behavioral intentions engender behavior change? A meta-analysis of the experimental evidence. *Psychological Bulletin, 132*(2), 249–268. http://dx.doi.org/10.1037/0033-2909.132.2.249

Williams, J. (2000). Effects of activity limitation and routinization on mental health. *Occupational Therapy Journal of Research, 20,* 100S–105S.

Wood, W., & Neal, D. T. (2007). A new look at habits and th habit-goal interface. *Psychological Review, 114*(4), 843 863. http://dx.doi.org/10.1037/0033-295X.114.4.843

Zisberg, A., Young, H. M., Schepp, K., & Zysberg, L. (2007) A concept analysis of routine: Relevance to nursing *Journal of Advanced Nursing, 57*(4), 442–453. http:/ dx.doi.org/10.1111/j.1365-2648.2007.04103.x

材料 12. A.　小组反馈工作表

当我们期待下周毕业时，回顾我们作为一个团队所取得的成就是很重要的。我们学到了新的东西，有了新的经历，交到了新的朋友。请在毕业前考虑以下问题。

- 刚开始时，我对这群人有什么期望？我有犹豫过吗？
- 这个小组符合我的期望吗？有惊喜吗？
- 在这个团队中，我最喜欢的时刻或经历是什么？
- 加入这个团队后的哪些东西会使我想念？
- 我与这群人建立联系了吗？我从他们身上学到了什么？
- 在这 6 个月里我有什么变化？
- 在接下来这段时间里我要做什么？

材料 12. B.　培养可持续的、促进健康的日常习惯的关键

倾听您的身体	• 跟随您的心脏节律。 • 留意何时自己处于平衡稳定的状态。 • 使用辅助技术来跟踪记录您的生物标记物和活动模式。
避免炎症	• 避免穿高跟鞋。 • 避免携带沉重的包或行李箱。 • 选择穿着舒适、无捆绑感的衣物。
健康饮食	• 每周食用冷水鱼 3 次。 • 食用色彩丰富而含有优质脂肪的食物。 • 考虑每周五次晚间饮用红酒。 • 食用纯天然非加工的食物。
认识自身风险	• 考虑是否存在遗传风险。 • 认识到生活方式因素可能抵抗风险。
将压力最小化	• 找到合适的休息方式。 • 避免长期慢性应激源。 • 进行空间活动，定期活动或休息。 • 学会直接说"不"。 • 偶尔逃避。 • 参与个体化治疗活动。
参与健康促进实践	• 每天定时吃饭、睡觉和锻炼。 • 参与有价值的社交、生产和精神活动。 • 选择令您愉快的运动或非运动的体力活动，避免久坐。 • 有充分的休息时间。
发现新方式	• 更深刻地参与生活。 • 探索您最感兴趣的事情。
开始行动	• 一步一步地实施您的计划。 • 记住：行动是可以自我延续的。

来源：内容来源并改编自 Well Elderly Studies；*The End of Illness*，by D. Agus，2011，New York；Free Press；and *Composing a Further Life*：*The Age of Active Wisdom*，by M. C. Bateson，2010，New York：Vintage Books.

材料 12.C.　提示需要重新集中精力的危险信号

提示：偶尔我们会经历一些挫折。这些挫折会打乱我们已经养成的新的健康习惯和生活方式。利用下面的表格来描述个人的警告信号（"红色信号"）。这些信号可能表明您又回到了不太健康的习惯。然后，通过头脑风暴以获得策略和资源，用来重新集中精力并继续努力。

红色信号	过去的习惯	新的策略
例如：体重增加 5 磅	我通常会停止检查体重，并感到内疚	现在，我将继续每周检查体重，并制订书面的短期目标，让自己回到正轨，以实现我的长期目标

我知道我可以利用以下资源和策略来保持健康：

_____

_____

_____

_____

_____

_____

_____

_____

_____

_____

材料 12.D. 我理想的一天

提示：为自己构建"理想"的一天。白天会发生什么？您什么时候起床？您会去哪里？您的公司有谁？您会吃什么？在下面列出所有您希望发生的事情。

上午我会做下列事情：
下午我会做下列事情：
晚上我会做下列事情：

完成表格后，与您的小组成员或作业治疗师讨论您的理想一天。哪些方面可以加入到您的日常生活习惯中？和您的作业治疗师一起制订短期和长期目标来实现您的理想一天。

材料 12.E.　连续性计划

我的长期目标（可能不只一项）是：

_____

_____

我将在下列日期实现这个或这些目标：_____

实现这个或这些目标将采取以下步骤……

（您会建立什么短期目标以实现长期目标？）

例如：我会一周内有 6 天每天喝足八杯水。

1. _____

_____

_____

2. _____

_____

_____

3. _____

_____

_____

我有可能无法完成目标的情况是……

（您知道这些情况会让您感到毫无准备，有风险，或者在保持连续性时面临更多的挑战。）

　例如，我在社交饮食活动方面有困难，因为我觉得有试吃所有东西的压力，而且面前所有的高热量食物都对我构成了威胁。

1. _____

_____

_____

2. _____

_____

_____

3. _____

_____

_____

材料 12.F.　朋友和回忆

提示：在下面的空间留言、贴照片、签名或其他任何可以让您回想起与团队一起度过的这段时间的事情。

朋友和回忆

附录 A 生活经历录像

刘超然 译　王　翠 审校

Clark、Ennevor 和 Richardson（1996）认为生活方式再教育计划融合了作业故事讲述和作业故事创作。在这个过程中，参与者需要提供从孩童时期到现在的作业经历。我们将帮助他们规划他们的未来愿景，鼓励参与者将他们作为作业个体的经历录成录像。

开始进行生活经历录像的建议

下面包含了我们对开始进行生活经历录像的建议。这些方法是广义的、概念性的，它们就像一扇门。当门被打开时，用一些特定描述引导被采访者讲述细节，比如"能跟我讲讲……"或者"您的卧室是什么样的？"

- 讲故事。
- 绘制一张图。
- 描述环境。
- 告诉我关于……的事。
- 用一张照片引出故事。

接下来是一些开始记录生活经历的附加问题：

- 假如您的生活是一本书，您将会怎样给章节命名？
- 您想分享哪三条源自生活的至理名言或者信息（主题的意义）？
- 哪三件事让您觉得对塑造自己和自己的生活很重要？
- 您是如何看待自己的（例如，人道主义者、好人或艺术家）？您识别自己的四种方式是什么？

生活录像过程

我们发现准备进行该项目时，采用以下流程效果较好：

- 以小组方式介绍录像的相关内容。
- 要求参与者花一些时间思考他们为什么参加以及想要讨论什么内容。
- 进行个体化治疗。
- 选择列表中提供的备份问题。
- 在 2 小时（或以上）的个体化治疗中进行录像；实践参与者想要进行的内容并录像；或进行实践录像。
- 完成这个过程可能需要进行数个个体化治疗。

参考文献

Clark, F., Ennevor, B. L., & Richardson, P. L. (1996). A grounded theory of techniques for occupational story-telling and occupational storymaking. In R. Zemke & F. Clark (Eds.), *Occupational science: The evolving discipline* (pp. 373–392). Philadelphia: F. A. Davis.

附录 B 个体参与计划工作表

刘超然 译 王 翠 审校

个体参与计划（personal engagement plan，PEP）是根据参与者的态度、需求、偏好、能力、环境设施和限制以及健康状况进行个体化制订。它包含评估参与者每天的生活内容，帮助他们逐渐改变个人的态度或活动，最终获得更加健康的状态。在 PEP 设计中，将会通过可行的目标来克服健康活动的阻碍，如竞争需求和缺乏动机等。在小组会议上先介绍 PEP 的相关内容，并在后续的个体化治疗中不断修正。附录里的空白工作表是专门为参与者设计的，工作表示例可以供参与者参考，并据此制订他们自己的计划。

个体参与计划（PEP）工作表

- 我的长处和短处个人清单 1 页。

- 我的相关个人因素清单 1 页。
- 我的目标 1 页。
- 日常健康促进路径计划 2 页。

个体参与计划（PEP）工作表样表

- 我的长处和短处个人清单 1 页。
- 我的相关个人因素清单 1 页。
- 我的目标 1 页。
- 日常健康促进路径计划 2 页。

153

个体参与计划（PEP）工作表

参与计划的目的：_____ 周数：_____

我的长处和短处处个人清单

提示：在空白处填写对您健康有利和不利的因素。

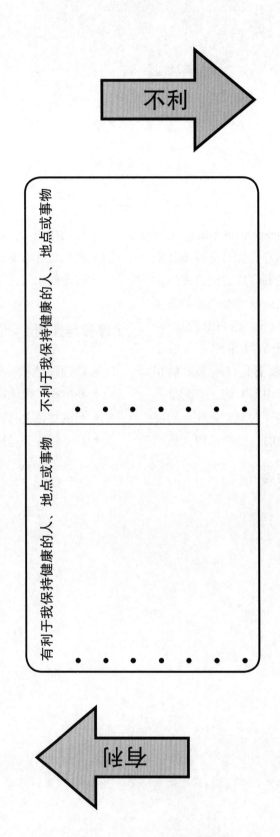

不利

有利

有利于我保持健康的人、地点或事物

不利于我保持健康的人、地点或事物

个体参与计划（PEP）工作表

参与计划的目的：_____

周数：_____

我的相关个人因素清单

提示：在方框中列出与您健康和幸福相关的行为、态度、需求、健康状况和其他关键信息。

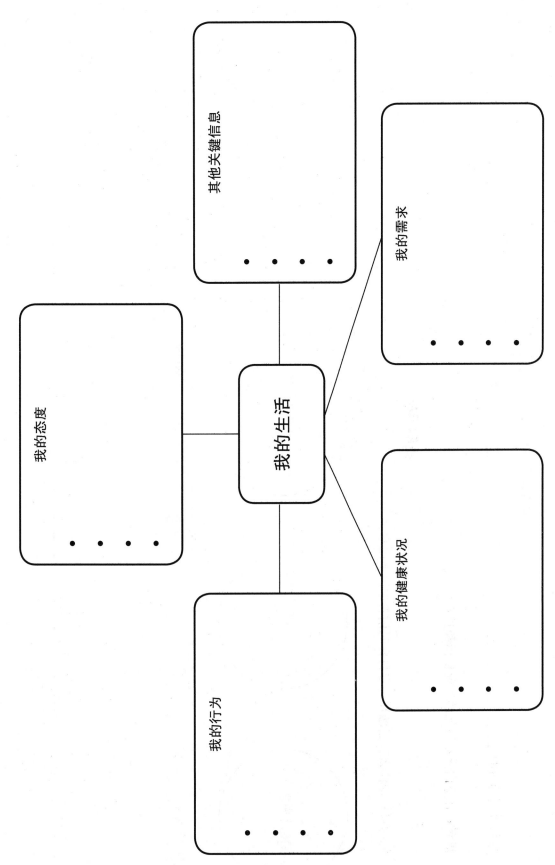

我的态度

・・・・

其他关键信息

・・・・

我的生活

我的行为

・・・・

我的需求

・・・・

我的健康状况

・・・・

个体参与计划（PEP）工作表

参与计划的目的：＿＿＿＿＿＿＿　周数：＿＿＿＿＿

提示： 在空白处填写您的当前目标和长期目标。

您的目标是什么？当您在确定目标时请考虑以下因素：

我的目标

您具体想要做什么

您将如何衡量自己的目标

确定一个能够实现的目标

确定一个与您生活相关的目标

提供一个实现目标的时间框架

我的当前目标

• • • •

长期目标（选填）

• •

个体参与计划（PEP）工作表

参与计划的目的：＿＿＿＿＿＿＿　　周数：＿＿＿＿＿＿

提示： 在空白处填写健康促进活动周历计划。

生活习惯健康促进路径计划

	周日	周一	周二	周三	周四	周五	周六
早上（6 a.m. 到中午）							
下午（中午到 5p.m.）							
晚上（5 p.m. 到 10 p.m.）							
睡觉							

157

个体参与计划（PEP）工作表

周数：＿＿＿＿＿＿＿

参与计划的目的：＿＿＿＿＿＿＿

提示：在空白处填写健康促进活动周历计划。

日常健康促进路径计划

		周日	周一	周二	周三	周四	周五	周六
早上（6 a.m. 到中午）	6							
	7							
	8							
	9							
	10							
	11							
下午（中午 到 5 p.m.）	12							
	1							
	2							
	3							
	4							
晚上（5 p.m. 到 10 p.m.）	5							
	6							
	7							
	8							
	9							
睡觉								

我的长处和短处个人清单示例

有利于我保持健康的人、地点或事物

- 遛狗
- 上舞蹈课
- 我的姐妹和丈夫
- 服用降胆固醇药物
- 不被打扰的睡眠

不利于我保持健康的人、地点或事物

- 准备睡觉时夜间的建筑噪音
- 当我的丈夫给我们做不健康的食物时
- 下雨时，我无法走路上瑜伽课或外出遛狗

利

不利

我的相关个人因素清单示例

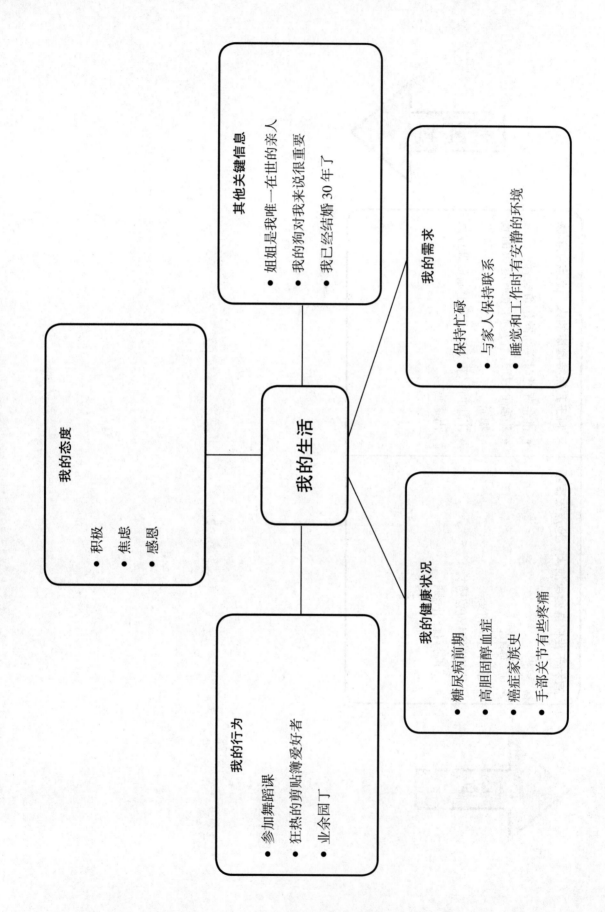

我的态度
- 积极
- 焦虑
- 感恩

我的行为
- 参加舞蹈课
- 狂热的剪贴簿爱好者
- 业余园丁

其他关键信息
- 姐姐是我唯一在世的亲人
- 我的狗对我来说很重要
- 我已经结婚 30 年了

我的生活

我的需求
- 保持忙碌
- 与家人保持联系
- 睡觉和工作时有安静的环境

我的健康状况
- 糖尿病前期
- 高胆固醇血症
- 癌症家族史
- 手部关节有些疼痛

我的目标示例

您的目标是什么？当您在确定目标时请考虑以下因素：

您具体想要做什么？

您将如何衡量自己的目标？

请确定一个能够实现的目标？

确定一个与您的生活相关的目标？

提供一个实现目标的时间框架？

我的当前目标

- 在我 6 月份生日之前减重 10 磅
- 下次体检（12 月份）时胆固醇降低
- 每周和我姐姐通一次电话

长期目标（选填）

- 保持健康和快乐

生活习惯促进路径计划示例

	周日	周一	周二	周三	周四	周五	周六
早上 (6 a.m. 到中午)	6 a.m.：遛狗 9a.m.：教堂服务 11：30 a.m.：和女儿吃午餐	6 a.m.：遛狗	6 a.m.：遛狗	6 a.m.：遛狗 10 a.m.：预约牙医	6 a.m.：遛狗	6 a.m.：遛狗 7a.m.：逛花园	6 a.m.：遛狗 8 a.m.：走路去农贸市场
下午 (中午到 5 p.m.)		1 p.m.：制作婴儿洗澡照片剪贴簿	中午：在公园练瑜伽		中午：在公园练瑜伽		
晚上 (5 p.m. 到 10 p.m.)		7：30 p.m.：上摇摆舞蹈课		7：30 p.m.：上摇摆舞蹈课		8 p.m.：和丈夫一起看电影	7 p.m.：参加朋友的生日晚宴
睡觉							

生活习惯促进路径计划示例

时间		周日	周一	周二	周三	周四	周五	周六
早上（6 a.m. 到中午）	6	遛狗	遛狗	遛狗	遛狗	遛狗	遛狗	遛狗
	7						修整花园	走路去农贸市场
	8	教堂						
	9				预约牙医			
	10							
	11	和女儿吃早午餐						
下午（中午到 5p.m.）	12			在公园练瑜伽		在公园练瑜伽		
	1		制作婴儿洗澡照片剪贴簿					
	2							
	3							
	4							
晚上（5 p.m. 到 10 p.m.）	5							
	6							
	7		上摇摆舞蹈课					
	8						和丈夫一起看电影	参加朋友的生日晚宴
	9							
睡觉								